JN029209

THE POWER OF NURSING,

看護の力，
会話の力

寄り添うコミュニケーションの
考え方と実践

著　川名 典子

THE POWER OF CONVERSATION

南江堂

はじめに

　私は，リエゾン精神看護師として一般総合病院のなかで臨床看護に携わってきました．長年の臨床経験から気づいたのは，看護師と患者さんの会話には，看護師自身が思っている以上に患者さんの力を引き出す力があるということでした．しかし，一方で，看護師のかなりの方々が患者さんとのコミュニケーションに悩んでいることも知りました．それは，若くて経験の少ない看護師だけでなく，中堅からベテランの看護師の方々でも同じです．ことにキャリアを積んだ看護師のなかには患者さんとのよりよいかかわりを求めて，勉強し努力を重ねていらっしゃる方が少なくありません．これはいったいどういうことなのかと考え続けてさらに気づいたのは，精神科医でも心理療法士でもない，看護師だからこそできる会話とはどのようなものか，その理論と方法論がまだ確立していないのではないかということでした．

　看護師と患者さんの自然な会話は，患者さんにとって大きなケアになるはずです．そのことがあまり知られていないために，看護師であるのに心理療法的な理論と技法や精神医学を学ぶことに目を奪われていなかったでしょうか．これは看護師のエネルギーの浪費だったのではないでしょうか．結果として，本来持っている看護の力，会話の力を十分に発揮できずにいることが，私にはたいへんもどかしく思われました．

　私は，看護師の持つ力を，患者さんとの会話を通じて，もっと発揮していただけるようになってほしいと思ってこの本を書きました．会話そのものが持つ力，そして看護師という立場だからこその会話の力をまとめてみたのです．他方，看護師だからこその会話の難しさがあるのも事実です．いったいなにが看護師と患者さんとの会話を難しくしているのかを考えるために，今まであたりまえと思っていた看護師と患者さんの関係性の特徴や，看護師の会話の傾向を，今一度，見直してみました．そのうえで，看護師だからこそできる，患者さんの力が自然に引き出さ

れるような会話について述べます．会話ですから，特別な技術ではありません が，看護師が，会話が難しいと思う場面や患者さんの特徴ごとに，どのような点に注意したら看護師にとっても患者さんにとっても気持ちのよい会話になるのか，会話の持ち方，対応法のポイントをあげています．

　また，会話例を多く入れてあります．看護師は，「なにを言ったらよいのか」「どういう言葉を使ったらよいのか」と悩むことが多いので，実際の言葉かけ例になればと考えたからです．この本で紹介する場面の患者さんの言葉は，私が実際に出会った患者さんの言葉ほとんどそのままです．それに対応する看護師の言葉は，実際に私が話した言葉を少しだけ修正し，誰もが使える一般的な口調にしてあります．ちょっと堅苦しく思う方がいらっしゃるかもしれませんが，私が伝えようとしたメッセージはそのままです．

　本書の会話例をお読みになって，なんだ，あたりまえの対応だと思った方は，ご自分の会話が理にかなっていたと自信を持っていただいたらよいでしょう．しかし，もし今までどう対応してよいかわからなかったという場面がありましたら，会話例の対応の仕方や言葉の使い方を参考にしてみてください．その際，読者のみなさまは会話例をそのまま試してもよいですが，ご自分の年齢や経験，立場に合わせて修正し，ご自分の会話になさって試していただけたらと思います．その結果，患者さんとの対応の悩みが解消して看護師のストレスが低減し，会話することが少し楽になり，さらに会話が快いものになって，みなさまが看護をもっと生き生きと楽しめるようになれば幸いです．それはきっと患者さんにとっても，気持ちのよい会話になっているはずです．

　看護師として，指導や教育だけではなく，患者さんと自然な会話ができることは，患者さんに寄り添うケアの基礎ではないでしょうか．病棟や外来勤務の看護師をはじめ，認定看護師や専門看護師も含めて看護に携わる人々すべてのなかで，言葉のキャッチボールによる自然な会話があたりまえになれば，今まで以上に看護師の能力を発揮し患者さんの力になることができるのではないかと思います．

　近年，寄り添うケアという言葉をよく聞きます．寄り添うケアは，黙って患者さんのそばにいるだけではできません．会話，言葉のキャチ

ボールによって，はじめて寄り添いが形になるのです．この本が看護師のみなさまにとって，患者さんとの会話の参考になり，寄り添うケア実践の一助になることを願ってやみません．

　本書の制作にあたっては，南江堂の一條尚人さま，イラストレーターの田添公基さまにはたいへんお世話になりました．心より感謝申しあげます．そして，南江堂の佐藤早苗さまには企画段階からたいへんなご尽力とご支援をいただき，二人三脚でここまでくることができました．佐藤早苗さまのお力添えなくしてはこの本が日の目を見ることはありませんでした．心より深謝申しあげます．

2023 年 10 月

川名典子

目　次

第Ⅲ章　職務だけではない，隠し味の看護の重要性があります
—環境の一部であることと，あたりまえの会話が持つ意味—

第Ⅳ章　コミュニケーションをあらためて考えてみましょう

第X章　精神疾患のある患者さんに対して苦手意識がありますか

場面目次

第 I 章

看護師にとって，
患者さんとの会話は
難しいのでしょうか

1. 会話は，立場や相手によってかわります

　　私たちは会話するとき，まず相手が自分にとってどういう人なのか，を考えます．たとえば，腎臓がん疑いの45歳の患者さんが，自分の病気はなにか悪いものではないかと心配して，暗い顔をしているとき，高齢の母親が「大丈夫？」と声をかけるのと，妻が「大丈夫？」，看護師が「大丈夫ですか？」，高校生の子供が「パパ，大丈夫？」と声をかけるのでは，患者さんの返事はそれぞれかなり異なることは容易に想像できます．高齢の母親には「いやちょっと，仕事を休んでることが気になってね」かもしれないし，妻には「がんなのかなあ」，息子には「大丈夫だよ，パパの心配より，お前こそ明日の期末試験は大丈夫なのか？」と答えるかもしれません．「大丈夫？」と聞かれて，たとえ同じ家族であっても，それぞれとの関係性によって異なる返事をするのは自然です．もし看護師が「大丈夫ですか？」と聞いたら，「検査の結果が気になってね．がんだったらどうなるのかと思って」と，病気についての心配について話し出すかもしれません．それは看護師が医療チームの一員と患者さんが認識しているからです．同じ医療者でも，医師，看護師，検査技師，薬剤師，精神科医，臨床心理士，それぞれが「大丈夫ですか」とたずねたら，患者さんの答えはそれぞれに異なってくることでしょう．

2. マニュアル対応だけでは不十分な看護師の会話 ─患者さんの隠れたニードと個別性─

　　看護師は企業の受付職員や航空機の客室乗務員や飲食店従業員や販売店店員などと同じように人に接するのが仕事です．相手が客である接客業の場合，求められるのは，笑顔で，礼儀正しく，洗練された応対によって，客として大事に扱われていることが感じられることです．対応はその場だけで終わり，個別性は求められないことが多いですから，サービスの質を保つには接遇マニュアルが有効です．

　　では，看護師の場合はどうでしょうか．患者さんは身体の不調や疾患

のために医療機関を訪れますから，多くの場合，なにかしら不安や心配を抱えています．患者さんは医師に対して「健康な自分に戻してほしい」という切なる願いと期待を持っていますが，看護師にはなにを期待しているでしょう．病気の治療をしてほしいと期待する患者さんはいないと思います．でも，不調を抱え，疾患を抱えた患者さんには，優しく接してほしい，心配してほしい，身体の不調を抱えている自分を少しいたわってほしい，という隠れた期待があるのではないでしょうか．そして患者さんが抱える病気やそれに伴う不安・悩みは個人個人で異なっているため，個別性に沿った対応が求められます．前述の接客業とは異なり，マニュアルどおりの対応だけでは不十分で，個別のことを考慮するのですから，そのためには看護師と患者さん双方の交流のある対応が必要になります．

　看護師は，日常的に様々な場面で患者さんと会話を交わします．マニュアル対応ではなく，個別の，しかしありふれた世間話のような会話も多いです．私は長年の看護師経験から，このなにげない会話にも実は大きな力があることに気がつきました．あたりまえの会話であっても，話をしていると患者さんが落ち着いたり笑顔になったりします．ときには看護師がなにか情報を得ようと聞き出そうとしなくても，重大な話題を患者さんのほうから語り出すなど，話が思いがけない方向に展開していくのです．そして不思議なことに，看護師のほうも患者さんと自然な会話をしているだけで，なにか充実感が出てくるのです．

　なにも意図しない自然な会話には不思議な効果があるにもかかわらず，看護師はこの自然な会話があまり得意ではないのかもしれないと思うことがあります．というのは，たとえば項目に沿って行う情報収集や，患者教育での患者さんとのやりとりは多いのですが，これはどちらかというと看護師からの一方通行の話で，会話とはいえないみたいだからです．さらに，看護師が「私はそう思う」「私はこう感じた」とか「私の立場ではこう考える」など，自身の感情や意見を述べることはしないことが多いです．実はそれが自然な双方向の会話につながるのですから，看護師からのメッセージがあまりないことで会話にならないのは残念なことです．

看護師と患者さんはいろいろな場面で言葉を交わします．患者教育や多種のオリエンテーションなど情報を伝える場面では自信持ってやり取りしているのに，患者さんの意見や気持ちが表出されたとき，それこそ双方向性の会話の場面になると，看護師は自分の気持ちや考えを伝えるよりは，どう答えるべきか，にとても神経を使ってしまうようです．ですから，言うべき文言が見つからないときに，看護師は戸惑い，会話が途切れてしまいがちです．対応が難しいと悩む場面にこそ，本当は看護師と患者さんがお互いを理解するための会話が必要なのですが，正しい対応をするべきと考えれば考えるほど，現実には会話が続かなくなってしまうのです．

3. 看護師はこんなときちょっと対応に困らないでしょうか

　そこで，看護師が会話に困る場面の例をいくつかあげてみます．たとえば，A. 話が長くなりそうで，会話を切りあげたいとき，B. 患者さんから個人的な親密さを求められたとき，C. 個人的に患者さんの情報を得て，守秘義務とチームでの情報共有のはざまで悩むとき，D. 患者さんとの会話に家族がいつも入ってしまい，患者さん自身の言葉が聞けないとき，E. 治療や療養をめぐって患者さんと家族の意見が違うとき，こんな場面で，看護師は困らないでしょうか．ちょっと返事できなかったり，なにをどう伝えてよいのか悩んで心苦しく感じるようなとき，相手も看護師の反応から真意を理解しかねて戸惑いや不快を感じるかもしれません．そんな場面で看護師が気持ちよく，きちんと気持ちや考えを伝え，しかも患者さんとの信頼関係を損なわないで済むようなかかわり方，言葉のかけ方の具体的な例を紹介してみたいと思います．

A. 会話を切りあげたいとき

　最初に「会話の切りあげ方」が出てくることに違和感を覚えるかもしれませんが，看護師が自分で会話を切りあげられるかどうかは，会話を

続けるうえでたいへん重要なポイントです．なぜなら，会話を切りあげられるようになると，いつでも会話を始められるようになるからです．会話の止め方を知っていたら，看護師はもっと自由に患者さんと会話を始められ，つまり話やすく，その結果寄り添いやすくなるものです．

　実際の臨床では，患者さんのほうが話を続ようとしているときに看護師の側から患者さんとの話を打ち切らなければならない場面はよくあります．そんなとき看護師は後ろめたさや罪悪感を覚えるのではないでしょうか．看護師と患者さんの会話は，心理カウンセリングなど治療の面接のように30分とか1時間などの明確な枠組みがなく，いろいろなところで始まり，終わりどきの決まりがありません．看護師は診療介助など，なにか仕事を行い業務に忙殺されながら患者さんと話をすることが多いものですから，患者さんと話し込んでしまったら業務が進まなくなるのでは，と心配することがよくあることでしょう．

　特に勤務者が少なく多忙な夜勤帯では，患者さんと話し込むゆとりはないのが現実です．一方の患者さんは，宵闇が迫ってきたり，面会人が帰ったあとには，なにか寂しく心細くなったり，不安が頭にのぼってくることが多いものです．黄昏から消灯までは，患者さんにとっては心配事が頭をよぎる魔の時間帯かもしれません．そんな時間帯に患者さんから，病気にかかわる心配事，不安，生活や人生の問題などの話題が出てくると，消灯までにこなさなければならない業務を抱えている看護師は話を聞いて寄り添いたいのに時間が割けなくても，無理はありません．かといって「今は時間がないので，お話はできません」と断ることもできず，話を聞いてあげたいのに今は聞けない，という葛藤が看護師に生じます．そんなとき，看護師は無言のまま知らず知らずのうちに患者さんの枕元から少しずつ後ずさりしているかもしれません．

　目の前の人が少しずつ後ずさりしていったら，おそらく患者さんは，「看護師は自分と話したくないのでは」「私を避けているみたい」「私が迷惑なことを言ったみたい」など，感じるでしょう．無言であっても，メッセージになってしまうのです．これでは看護師が，本当は聞いてあげたいとか，今は話を聞く時間をとれないことを申し訳なく思っているという内心の気持ちは伝わらずに，拒否や拒絶だけがその場の空気で患

者さんに伝わってしまいます．患者さんにとっては心配事を相談できないだけでなく，看護師から拒否されたと感じて傷つき，寂しい思いをするかもしれません．無言の拒否というのは，どんな場合にも人の心を傷つけますので，それを回避するためには，言葉を使って，きちんとその場の会話をいったん止めたほうがよいと私は考えます．

たとえば，こんな場面を考えてみましょう．

場面1
夕刻，消灯前の病棟にて

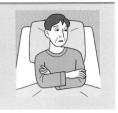

患者 今日，先生から退院の方向で考える，って話があったんだよ．でもまだ食事もあまり食べられないし，そもそも家に帰ったら一人だからどうしていいかわからないんだよ．

こんな患者さんからの話はもっともな心配事です．しかし，この問題を患者さんといっしょに考えるには，患者さんの病状や家庭の状況，セルフケアレベル，医師の考えなど，いくつもの情報が必要ですから，夜勤帯の忙しい状況では，ベテラン看護師でもすぐに適切に対応できるかは難しいでしょう．

このようなとき，看護師は患者さんが話しかけてきた<u>話題が重要なことだと，まずは受け止めること</u>が大切です①．

次に，<u>今ここでは相談の時間がとれないこと</u>を，キチンと伝えることも大切です②．

そして，その問題について，<u>誰か看護師が相談に乗ることを約束</u>します③．

話し方の一例 〜会話を進めるために〜

(Ns)　まあ，それは心配なことですね①．ちゃんといっしょに相談に乗りたいのですが，今は夜で私も仕事があって，ゆっくりお話をうかがう時間がとれないんです②．
　　　　でも大事なことですから①，ちゃんと時間とってお話をうかがうようにしますね．私でなくてもよければ，明日の昼間の担当看護師にご相談をうかがうように伝えておきますが，それでいいでしょうか③．

　このように，看護師が考えたことをそのまま言葉にして伝えることをお勧めします．ただし，今は時間がとれないと伝える際に気をつけなければいけないことがひとつあります．それは忙しさの理由に「他の患者さんもいるので」と言ってはいけないのです．これだと目の前の患者さんは「自分は二の次に扱われるのか」と受け取り，自分が大切に，かつ公平に扱われているとは思えなくなるからです．ですから「今は他の仕事があって時間がとれないので」ということだけを伝えればよいのです．
　患者さんからときにはこんな話題が出てくるかもしれません．

場面2
会えない家族の話題

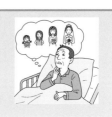

(患者)　家族とはもう30年疎遠なんだ．自分は家族に会えないままで死んでいくのかな．

　患者さんには，一人一人の過去に様々な人生ドラマがあります．入院中には，人生の大きな問題や死について患者さんが語りたくなるときがあります．そういう重いテーマの話には看護師が経験不足だったり，人

生経験が浅いときには，話題の重さにおびえたり，緊張して言葉を失ったり，患者さんから離れたくなることがあるかもしれません，でもそんな場面でただ黙っていると，患者さんは「なにか悪いこと言ったかな」「看護師を困らせたかな」「言わなきゃよかった」と受け取ってしまう可能性があり，それ以後は気持ちを口にしなくなるかもしれません．看護師が心のなかで患者さんを気遣う優しい気持ちを持っていても，無言だと，異なる意味のメッセージが伝わってしまうのです．それよりも話し相手になれないこと，返す言葉に困ってしまったことをはっきり伝えたほうがコミュニケーションになります．

　もし，看護師自身が相談に応じる力量が不足していると思ったら，経験ある看護師や管理職の看護師を紹介したらよいのです③．看護師は自分の気持ちも伝えながら④，患者さんの話が重要な話題であることをきちんと受け止め⑤，それに対して看護チームで対応すること③を言葉で伝えたらよいでしょう．

話し方の一例 〜会話を進めるために〜

> Ns　そんなたいへんなことがおありなんですね⑤，私，知らなかったからびっくりして④．なんて答えていいかわかりません④．明日，誰か看護師がご相談に乗るようにします③．でも大きな問題だから⑤，ベテランの主任とお話になりませんか③．

　看護はチームです．経験が浅い看護師が対応に困ったとき，自信がないことを率直に患者さんに伝えることは誠実な対応で，より経験がありこの問題に対応できそうな看護師，主任や師長に引き継げばよいのです．経験豊富な看護師が患者さんの話をしっかり聞き，相談に乗り，経験の浅い看護師とその情報を共有できれば，それば立派な臨床訓練でありチームプレイです．

B. 患者さんから個人的な親密さを求められたとき

場面3
患者さんから個人的なことを聞かれた…

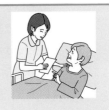

患者　○○さんはいつも明るくていいわ．もうご結婚していらっしゃるの？　ご主人はなにをしていらっしゃるの？　お子さまはいらっしゃるのかしら．

　患者さんが，ときとしてあなたを特に信頼できる人と考え，親密さを求めて看護師の個人的背景に興味を持ったりプライベートな質問をしてきたりすることがあります．このようなとき，いつもどう対応していますか？

　自分自身の個人的な情報を明らかにすることを自己開示といいます．心理療法や精神療法では，治療者は自己開示しないことが大原則なので，個人的な情報は決して伝えません．しかし，看護師の場合はそう割り切れないことが多いです．看護師-患者関係はいわゆる治療的なカウンセリングとは異なり（後述），面接時間のなかだけでなく，患者さんの日常生活のいろいろな場面で看護師は会話します．世間話をすることもよくあります．出身地の話から同郷であることがわかって，より親密さが増すこともあることでしょう．しかし，あまり根ほり葉ほり看護師の個人的なこと，たとえば結婚歴や，恋人の有無，住んでいるところ，などを聞かれると，自分のプライベートな領域に踏み込まれたような不安を感じたり，自分の生活に侵入されたみたいで怖くなって，答えたくなくなってもそれは自然な反応です．

　では，看護師はどの程度まで自分のことを話してもよいのでしょうか．私は，看護師という職業の役割で患者さんとお付き合いするのですから，積極的な自己開示が必要とは考えません．しかし，看護師-患者

関係はカウンセリングのように治療者–被治療者という厳密なものではなく，そこには人と人の対応があるように思います．看護師–患者関係のあいまいさについては第Ⅱ章で述べますが，看護師がいっさい自分のことは話さないと決めてしまうのは，あまりに杓子定規でかえって不自然ではないでしょうか．個人情報をたずねられた看護師が不安や不快に思わない範囲であれば，ほどほどの自己開示はあってもよいと私は思います．個人的な親密さと相互作用によって，患者さんが癒されたり看護師が成長したりすることもあるのが看護だと考えるからです．

　ですから，自己開示の程度は看護師個々によって違いがあります．重要なのは，個々の看護師が「これ以上踏み込まれたくない」「これ以上教えたくない」「不快」と感じたら，その気持ちを大事にして自分で線引きすることです．個人的な質問を不快に感じたり，踏み込まれて脅かされるように感じたときには，自分は“看護師として”患者さんの役に立ちたいと思っていること⑥，友達関係になってしまったらかえってできないこともあること⑦を，わかりやすく言葉で相手に伝えるのです．それを伝えないでただ拒否するだけだと，患者さんは，傷ついてちょっと腹立つとか，看護師に親密さを感じた自分を恥ずかしく思ったり，看護師を不快にさせてしまったと後悔したり，看護師が自分を避けるようになるのではないか心配するなど，思いもよらない受け止めをしてしまう危険があります．いっさい自己開示をしないと決めてしまうことは看護師を守ることにはなりますが，その後に看護師と患者さんの信頼関係を構築するのは難しくなるかもしれません．

　そのような場面での，対応例をいくつかあげてみます．

話し方の例① 〜会話を進めるために〜

Ns.A　信頼してくださるのは，うれしいです．私はこの病院の看護師ですから，看護師として○○さんのことを心配したり考えたりしてきました⑥．これからもそうさせていただきますね⑥．でも友達になってしまったら，かえってできなくなることもあるのです⑦．

看護師として患者さんとの付き合いは今までどおりだということを伝えることで，患者さんは，拒絶されたと思わずに，看護師とのかかわりを続けられるでしょう．

個人的な話をしないのは病院の規則だ⑧と説明してもよいのです．

話し方の例②〜会話を進めるために〜

Ns.B　信頼してくださって，ありがとうございます．でも個人的な話はあまりしないようにと，病院の規則で決められているんです⑧．

ただ拒絶したり回避するのではなく，重要なのは看護師としてはあなたのことを考えていますよ，というメッセージをきちんと伝えることです．異性の患者さんから親密さを求められた場合には，さらに難しく感じるかもしれませんが，原則は同様です．ただ，個別対応が必要になることもあるので，ここではこれ以上触れないでおきます．

C. 患者情報の共有と，守秘義務のはざまで悩むとき

患者さんが「あなたにだけ，聞いてほしいことがある」と個人的な悩みを打ち明けられた場合，みなさんはどうしているでしょう．

場面 4
あなただけに…患者さんの打ち明け話

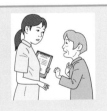

患者　○○さん，いつもよくしてくださってありがとう．信頼しています．実は誰にも言っていない話があるんだけど，あなたにだけは聞いておいてほしいの．いいかしら．

前項とも関連した親密さにかかわる問題です．あなただけに打ち明け話をしたい，あなたになら相談をしたいと思う患者さんも，ときにはいることでしょう．「あなただけに」と患者さんから言われたとき，患者さんからの信頼を看護師がうれしく思うのは自然です．看護師も，特に気にかかる患者さんには力になってあげたいと思うこともあります．しかし，困惑する看護師もいることでしょう．患者さんは千差万別，看護師も十人十色ですから，相性がよい場合もあるし，お互いに少し近い関係になることもあるでしょう．それが療養上の相談なら，チームで情報共有することに問題はないのですが，本当に秘密の話を打ち明けられる場合には，看護師はどうすべきでしょう．

　通常，看護師は患者さんから得た情報はナースステーションに持ち帰り，看護チームで共有し，看護記録に残します．しかし，「あなただけに」と言われて聞いた話を共有したり記録に残してもよいでしょうか．患者さんの許可なく情報共有した場合にはどうなるでしょう．その話をもう少し深めて聞いてみたい，相談に乗りたいと思う看護師がいても，話を聞いた本人でなければ患者さんに話題を切り出すことができませんから，他の看護師はその話を扱えなくなります．情報を患者さんのために役立てられないです．また，秘密の話を打ち明けてもらえなかった看護師は，信頼してもらえていないと感じて自信をなくしたり，少し悲しかったり，あるいは同僚に軽く嫉妬したりするかもしれません．

　一方，秘密の話が共有され記録に残されたとしたら，そして患者さんがそのことを知ったら，どう思うでしょう．「あなただけに」と念を押したのに秘密が暴露されたことは明らかに約束違反ですから，看護師に不信感を持つ可能性があります．その後の看護師–患者関係がぎこちなく不自然になるなどの悪影響は避けられないでしょう．

　病気で入院している患者さんは，人生の様々な問題に遭遇していることがあります．病とはそういうものです．ですから患者さんが，信頼できる人に話したくなるのも人情として理解できます．

　しかし，看護師は，看護師の役割を持って患者さんと接していますから，患者さんになにか悩み・心配があることは理解できること⑨，医療・看護チームで情報共有すること⑩，しかし，個人情報はご家族で

あっても本人の許可なく外部に伝えることはないこと（個人情報保護）⑪を，患者さんにきちんと説明すべきです．

話し方の一例 ～会話を進めるために～

（Ns.A）どんなお話でしょうか，なにか心配かお悩みがおありなのですね⑨．私たちは看護チームだから，聞いたお話はチームに持ち帰って共有することになりますけど，それでもよろしいでしょうか？⑩　その場合，外部の人にはたとえご家族でも勝手に伝えることはいたしません⑪．

（Ns.B）私だけがお話をうかがっても，看護師としてお役に立てるかどうかわからないです．大切なお話でしょうから，私以外の誰にでも相談できるように，かいつまんでチームのみんなに伝えますけど，それでもよろしいですか？⑩　外部の人にはたとえご家族でも勝手に伝えることはいたしません⑪．

　このような説明をして，患者さんの了承をとってから話を聞くのが原則です．

　もし，看護師のほうが個人的な悩みを聞いてあげたいという気持ちになったらどうしたらよいでしょう．看護師が負担に思わないのであれば，ときには個人的に打ち明け話を聞くことがあるだろうと私は考えます．それで患者さんの気持ちが楽になるのであれば看護師の職務の一部と考えることもできます．しかし，この場合にも，詳細の情報共有はしなくても「家族の悩みについて話したが，他言してほしくないとのこと」程度の情報をチームに伝え，患者さんにもそのことを説明したほうがよいと思います．あくまでも看護師の仕事であることを忘れないようにしたいものです．

　では，本当に人生上のたいへんな秘密を聞いてしまったら，どうしたらよいでしょう．たとえば「息子の父親は実は夫ではないのだが，そのことでずっと罪悪感を持っていた」とか「妻ではない女性と秘密の交際を続けていてその人への愛を消すことができない」「実は家族に内緒の借金が5千万円ある．それが公になって家族に責められるのが心配で

夜も眠れない」など，他言できない悩みはいろいろあることでしょう．治療や療養に関係のない，個人の秘密を聞いてしまった看護師は患者さんとの約束を守って一生秘密を背負うしかないでしょう．

しかし，打ち明け話を聞いたうえで看護師になにか考えがあるときには，「それはソーシャルワーカーに相談してみてはいかがでしょう．」「秘密にしておかないでご家族に打ち明けたほうがなにか解決策が見つかるかもしれませんよ．」などと，個人的な提案や意見を伝えることはできます．あくまでも職務ではなく個人的な対応ですが，人としての対応が局面を変えるきっかけになるかもしれません．

D. 患者さんとの会話に家族が入ってしまい，患者さんの話を聞けないとき

患者さんと直接話をして，考えや希望を聞きたいときに，ご家族が間に入って患者さんの気持ちや考えを代弁してしまうことがあります．患者さんの本当の気持ちはどうなのかしら，と気になるところですが，なかなかご家族の弁を止めるのが難しい場面です．ご家族は患者さんにとって，最も身近な人ですから，患者さんの気持ちや考えを最も正しく代弁しているかもしれません．患者さん自身も話をするのがあまり得意ではなく，家族に代弁してもらうことで安心なのかもしれません．しかし，それは患者さん本人に確認してみないとわからないことです．

ご家族の意見だけに従って，万が一にも患者さんをないがしろにしてしまうことになっては，患者さんの権利が守られていないことになります．他方，患者さんを心配して代弁するご家族の心情を傷つけることも避けたいものです．ご家族がいないところで患者さんとこっそり話をするということも考えられますが，ご家族と患者さんの間で，話に食い違いがあると話が混乱しますし，間に入った看護師は板挟みになり困った立場になります．

私は，できるだけ家族と患者さんと看護師の間に食い違いがないようにすることが大切だと考えます．そのためにまず，患者さんとご家族双方がいるところで，患者さんを心配するご家族の気持ちを受け止めたうえで⑫，

患者さんと直接話がしたいことをお伝えする⑬ところから始めたらよいと思います．ご家族がいるところでは，患者さんは自分の気持ちを話すことができないとか，遠慮してしまうかもしれません．自分の親や子供あるいは配偶者には相手をおもんぱかって本音を話すことを遠慮する患者さんは少なくないものです．そのようなときはご家族に少し席を外していただくようにお願いします⑭．

　それが難しいときや，面会時間はご家族と患者さんで過ごす貴重な時間だと考えるときは，患者さんとご家族の前で，ご家族が帰ったあとで患者さんの話を聞くことを伝えます⑮．患者さんの意思確認が必要であることを，ご家族にきちんと伝えたうえで，患者さんと会話します．

場面 5
家族が患者さんの代弁をしてしまう

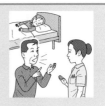

家族　母は昔から弱い人で，すぐに泣いたり落ち込んだりしてしまうと思います．ですから母には肺がんという病名や治療のことは話さないでください．

話し方の例① 〜会話を進めるために〜

Ns.A　ご家族のみなさまが，○○さんのことをよくわかっていて，心配していらっしゃることはお話をうかがってよくわかりました⑫．ただ，○○さんから直接お話をうかがわないと，よくわからないこともあるのです．なので，ちょっと○○さんとお話をさせていただいてもよろしいでしょうか？⑬

Ns.B　患者さんからは直接お話をうかがわせていただきたいので，申しわけありませんが，少々の間，席を外していただいてもよろしいでしょうか？⑭

（Ns.C）患者さんとは直接お話をさせていただきたいので，面会時間のあとか，明日にでも，別の時間をとらせていただきますね⑮.

　家族が間に入って，なかなか患者さんに自身に病名告知や病状説明の希望を確認できない状況に思えても，患者さんへの意思確認は欠かせません.

話し方の例② ～会話を進めるために～

（Ns.D）○○さん，検査の結果はもう先生からお聞きになりましたか？

（患者）慢性の肺炎だって先生は言ってました.

（Ns.D）そうでしたか. 肺炎の原因とかもう少し詳しくお聞きになりたいですか？　患者さんによっては，もっと詳しく知りたい人もいらっしゃるし，聞くとかえって心配になるからなにも聞きたくないという方もいらっしゃるので，○○さんはどちらかと思って. これはみなさんにお聞きすることになっているのです.

（患者）私は聞きたくありません. 息子に話してくれればいいです.

（Ns.D）わかりました. そうしますね. 聞いても聞かなくても，病気が変わるわけではないと，私は思いますから，○○さんのご希望のように今後もいたしましょう.

　このようなプロセスを経て看護師と患者さんが直接話をしたうえで，患者さんが「家族に任せているから，家族の言うとおりにしてほしい」「自分は話が苦手だから家族と話してほしい」と希望するのであればそのことをご家族に伝え，希望に沿ってご家族に患者さんの代弁をしてもらえばよいでしょう.

　近年では患者さんの入院時の質問紙にも病名告知の希望を確認する

項目がありますし，患者さん自身への情報提供があたりまえに行われるようになりましたから，病名告知・予後告知についての看護師の悩みは減少したようです．しかし，質問紙への記載の背後にはそれぞれ事情があり，家族関係があります．

　たとえば患者さんのご家族のなかには，自分たちが患者の意思決定の代理をするのが最善だと思いながらも，それで本当によいのだろうかと内心葛藤しながらも，患者さんとご家族が十分に話していないこともあります．上記の会話例のように看護師と患者さんが会話することで，患者さん自身が家族に任せて代弁してほしい希望の意思表示があったことをご家族にも伝えれば，患者さんと患者さんを取り巻く人々が秘密を抱えて悩むことなく同じ方向で療養に臨むことができるでしょう．

　ご家族が患者の気持ちを一番わかって代弁していると強く主張し，家族抜きで患者さんと看護師が話すことに抵抗する場合があるかもしれません．そのような事態はいろいろな家族の歴史があってのことでしょうが，この場合にもご家族の気持ちを受け止めたうえで⑫，上記の説明を丁寧にし，それでも同意が得られない場合には規則の説明をする⑧ことができます．

話し方の例③ ～会話を進めるために～

（家族）　○○はなかなか自分のことを話すが苦手なんです．私たちが代わりに話すほうが早いし，○○もそれでいいと思っていると思います．

（Ns.E）　そうかもしれませんね⑫．でも，私たち，まずは患者さんから直接お話をうかがわなくてはならないのです．それがこの病院の規則なので，ご理解いただけませんか⑧．

　看護師によっては，直接患者さんの話を聞くという明文化された規則がない，と考えるかもしれませんが，看護師には患者さんの意思を尊重し意思決定を擁護するという倫理規定があることを思い出してください．看護師のみならず医療者としての大原則です．

E. 患者さんと家族の意見が違うとき

　患者さん本人と話してみたら，家族と患者さんとで，考えや意見が違う場合もあります．治療の方向性や療養方針などの重要な意思決定にかかわる問題について意見が違う場合はどうしたらよいでしょう．最も避けるべきことは，家族と医療者だけで意思決定して患者さんの権利を侵害してしまうこと，あるいは患者さんと看護師（医療者）だけで合意して，家族が置き去りになってしてしまうことです．治療の方向性や療養方針など意思決定で家族と患者さんの間に考えの相違があるときは，相違があることそのものを問題として，患者さんと話し合うことが必要になります．そんなときは次のように話しかけてみてはどうでしょうか．例を複数あげてみます．

話し方の一例 〜会話を進めるために〜

患者　私は自分の人生は自分で決めたいと思っているのです．だから家族がなんと言おうが，病名も予後もきちんと教えてほしいです．

Ns.A　○○さんのお気持ちは，いつもご家族さまがおっしゃっているのとは少し違うんですね．

Ns.B　大切なご家族さまには，○○さんの本当のお気持ちやお考えを一番ご理解いただきたいと，私は思ってしまいます．でも○○さんはご家族と○○さんとでご意見が違うことをどのようにお考えですか？　そこをお聞かせいただけませんか？

Ns.C　ご家族さまに○○さんの気持ちをおわかりいただけないのは，どうしてでしょうか．

Ns.D　○○さんが，ご家族さまにご自分でそのお考えを伝えになるのが一番よいのではないかと私は思いますよ．お話をするときに，もしご希望であれば看護師が同席いたしましょうか？

> Ns.E　ご家族さまに○○さんのお気持ちをお話するのに，私たちで
> なにかお力になれることがありますか？

> Ns.F　もしご家族さまがあなたのお気持ちを聞いて，びっくりした
> り困ったりなさったら，そのときは私たちがご家族さまのお
> 力になれるようにいたします．

　大切なことは，患者さんとご家族と看護師の三者で秘密をつくらず
に，同じ方向を向いて患者さんの治療・療養にあたることです．難しい
と思われる場面でこそ，会話によってお互いの気持ちや考えを伝え合う
ことが求められます．

4.　看護は感情労働でしょうか

　以上，看護師がちょっと対応に困る場面と対応例をあげました．
　さて，みなさんは感情労働という言葉を知っていますか？　感情労働
とは，対人の仕事のうえで自分の感情を抑えること，忍耐や我慢が求め
られ，それに対して賃金が支払われる労働をいいます．マニュアル対応
ができる職種では，多くは客と呼ばれる相手とかかわりますが，そのか
かわりには継続性がなく，その場の対応ですみます．ですから客からの
怒りや苦言を受けても笑顔で接するために自身の感情を抑えることが求
められ，その忍耐が仕事の一部になります．このような職種は感情労働
です．
　では，看護も感情労働でしょうか．もし看護師が常に患者さんには笑
顔で接しなくてはいなくてはとか，患者さんの要求が理不尽でも応じな
くてはならないと考えるなら，看護は感情労働でしょう．しかし，笑
顔・忍耐・我慢だけでよい看護ができるといえるでしょうか．
　前述の，看護師がちょっと困る場面では，マニュアル的な対応だけで
は問題解決することができず，個別性のある問題への対応が求められて
います．看護師が忍耐するのではなく，会話を続け相手と相互作用する
ことが個別的な対応となり自然と解決につながっていくのです．忍耐だ

けでは個別性や継続性のあるケアにはなりませんし，患者さんとの本当の信頼関係は構築できないでしょう．

　前述の例以外でも看護師は個別な問題に直面し，マニュアル的な対応ではおさめられなくて悩ませられる場面は多いですが，悩み多いからとこれを感情労働と呼ぶことが適切でしょうか．看護のように患者さんとの関係に大なり小なりの継続性と個別性がある職種では，そもそもマニュアルだけでは十分な対応ができないのです．ですから看護は感情労働ではないと私は考えます．

　なぜなら，看護師と患者さんのように，双方向性のある交流が双方にとって必要不可欠な職種は，自分の感情を押し殺すのではなく，意思・感情・思考を相手と伝え合うコミュニケーションが，双方に実りをもたらすからです．看護師のみならず，教師やケースワーカーなども，生徒や相談者との間で，人との相互作用がお互いの成長につながります．繰り返しますが，マニュアルだけでは対応できないこれらの職種では，感情を抑えるのではなく，感情を自覚し活かして，相手と相互作用することが重要なのです．これは感情労働ではなく，むしろ感情の色彩豊かで，人間的な専門職ではないでしょうか．

第II章

看護師と患者さんの関係を，
一度よく考えてみましょう

この章では，なぜ看護師が対応に悩むような場面ができてしまうのかを，あらためて看護師と患者さんの関係性の視点から一度整理してみようと思います．

1. 医師と患者さんの関係とは，看護師とのそれとは違うのです

　常日ごろ，私たち看護師は，医師も看護師もその他の医療スタッフも自分たちをひとくくりに，医療者と考えていることがあると思います．でも，第Ⅰ章でもお伝えしたように，立場や相手によって会話は違ってきますから，同じ医療者でも，職種によって，患者さんとの関係性は異なり，かかわり方は違ってくるはずです．特に看護師は医師と近いところにいて，歴史的にも医師と長くいっしょに働いてきたので，患者さんに対して医師と同じような姿勢で接してしまうことがあるようです．また，患者さんは病気については素人だけど，看護師には医師ほどではなくても医学知識があることから知らず知らずのうちに混同し，医師と同一化してしまうのかもしれません．しかし，看護師–患者の関係性には医師–患者の関係性とは異なった独自の特徴があるのです．

　そこでまず最初に，看護師が混同しやすい医師と患者さんの関係性の特徴を一度整理し，次に看護師–患者の関係性の特徴について述べたいと思います．看護師自身の立ち位置を自覚することから，患者さんとの会話の在り方が明確になり，それが看護師のアイデンティティに大きく影響してくると考えるからです．

2. 医師と患者さんの関係性の特徴はなんでしょう

医師と患者さんの関係性の特徴には以下の点があげられるでしょう．

A. 1対1…主治医は一人

医師と患者さんの関係は1対1です．主治医や担当医が日替わりということはありません．仮に医師が医師チームでかかわっている場合にも，主治医や担当医で多少役割は異なるかもしれませんが，医師は患者さんに個別に責任をとることになります．

B. 医師に備わった権威

患者さんは医師に対しては，病気の治療を期待します．医師は，患者さんの体調不良に対して質問し検査し，診断し，その結果によって患者さんの治療をしていきます．診断・治療は医師の最大の役割です．ときには重篤な疾患の診断，予後が限られるような厳しい診断になる場合もあります．診断がつかないとか，現時点では有効な治療法がないという判断を下したり，厳しい治療が必要という説明のこともありますから，患者さんにとっては医師から人生を大きく揺るがすような重大な告知を受けることになるわけです．医師にはその重大な診断と治療に必要な専門的知識・技術があり，これは医師が持つ大きな権威になります．患者さんの側からみると，生殺与奪を医師が握り，神のような権威者で逆らうことはできないと思えることがあるかもしれません．医師に大きな権威が備わっているということが，医師自身が好むと好まざるとにかかわらず，医師−患者関係の大きな特徴なのです．

C. 良くも悪くもパターナリズム

医師に備わっている権威は，医師個人が身につけるものではなく，医師という職業に必然的に備わっているものです．仮に医師が「自分は

患者さんと同じ目線で話す医師になりたい，権威的で偉そうな医者にはなりたくない」と望んだとしても，職業上備わった権威を取り去ることはできないのです．ですから医師と患者さんの関係は，知識がある者から乏しい者への一方通行になりがちなのです．これが医師と患者の関係性の特徴のひとつです

　権威ある医師が患者さんのために良かれと思って，しかし，患者さんの意思を確認せずに，あるいは意思に反する提案を強要すると，それはパターナリズム（父権主義）と呼ばれます．患者さん側の状況を熟慮して，患者さんにとって最良の方法を考えたとしても，患者さんの意志を確認せずに医師の権威を使って決定した場合にはパターナリズムなのです．患者さんのための善意であっても，権威が備わった医師はパターナリズムという落とし穴に陥りやすいといえるでしょう．

　患者さんの心理の観点からは，このパターナリズムがいつも悪いわけではなく，医師の権威にゆだねようとする患者さんにとっては，ある種の安心感をもたらすこともあります．いわゆる「おまかせ」もそのひとつですが，おまかせするかどうかは患者さん自身が決めることです．

　好むと好まざるとにかかわらず，医師には権威が備わっているのですから，パターナリズムにならないように，権威を正しく効果的に使うための患者さんとのかかわり方やコミュニケーションを工夫することが医師にとっての課題になります．

　以上のような特徴を持った医師–患者関係のなかでの会話を権威を持たない看護師が模倣しても，患者さんとのよい関係は築けません．古い言い方をすると「虎の威を借るきつね」になりそうです．看護師には看護師の，自分たちの特徴を最大限生かせる患者さんとの会話・かかわり方があります．

3.　看護師と患者さんの関係性の特徴はなんでしょう

　では看護師と患者さんの関係性の特徴はどのようなものでしょう．ここでは看護師が働く場面として代表的な病院，ことに病棟の看護師を

念頭に置いて考えることにします．しかし，診療所や他の場所でも共通のものです．

A. 暗黙のうちに期待される心のケア

　患者さんは身体の不調や明らかになった疾患を抱えて医療機関を訪れます．そこにはなにか不安や心配がついてまわります．第Ⅰ章でも述べましたが，看護師に病気の治療をしてほしいと期待する患者さんはいないはずです．どちらかというと，心身の不調，疾患を抱えた患者さんは，看護師には優しく接してほしい，心配してほしい，少しいたわってほしい，と，心の奥で少し期待しているように思います．

　一方，看護師にも，患者さんをいたわってあげたいという潜在的な気持ちがありそうです．看護師をめざした理由として人の役に立ちたいとか，病を持つ人をいたわってあげたいからという人は少なくないでしょう．看護師–患者関係の特徴の第1は，潜在的にいたわりたい看護師，また，いたわられたい患者という隠れた双方のニードがあることです．ですからその期待を裏切られた，と思うような場面では，患者さんも看護師も傷つき，悲しんだり憤ることになるでしょう．

B. 1対1ではなくチーム対応

　看護師は，患者さんと1対1の関係性をつくるのではなく，多くの場合にチームで患者さんと接することがほとんどです．入院病棟であれば交代制勤務ですから，患者さんの担当は目まぐるしくかわりますが，病棟の看護師の誰でも，ある程度は患者さんのことを把握しています．これは外来でも同じようなことがいえます．誰ということなしに，看護師の多くが，患者さんのことをなんとなく知っている程度のあいまいな関係が，第2の看護師–患者関係の特徴ではないでしょうか．

　看護師はチームで患者さんとかかわり，そして勤務時間内の看護の直接行為については個々に責任を負います．では，提供されたケアが適切かなど看護の最終責任は誰が負うのでしょう．それは師長，あるいは看護部長

という，看護チームの長が負うことになり，医師のように個々の看護師が責任を負うことはないでしょう．看護相談などでは個別対応をしますが，これも医師が担当患者の責任を持つのとは少し違うように思います．

C. 24時間誰かがそばにいる交代制勤務

入院病棟を考えていただければよいのですが，看護師は24時間にわたって看護チームで患者さんとかかわります．これが第3の特徴です．ある程度患者さんの情報を共有している病棟の看護師が患者さんの近くにいて，患者さんの日常生活の一部になります．24時間常に，特定ではない誰かが近くにいるという看護師と患者さんの関係性は，とてもユニークな看護特有のものです．医師をはじめとする他の医療職は，必要なときに限られた時間だけ患者さんのところにやってきますから，看護師のそれとはまったく異なります．看護師の存在は患者さんを取り巻く環境の一部分を構成しているといってもよいでしょう．この，看護が提供している24時間のケア体制には，患者さんへの治療的意義があると考えられ，これは第Ⅲ章で詳しく述べることにします．

D. 逃げられない関係

24時間，チームの看護師の誰かが患者さんの近くにいるけど，決まった人ではないというあいまいな関係の一方で，看護師はその日その時間に担当と決められた患者さんから逃げるわけにはいきません．他の医療職が，必要なときにだけ患者さんのところに来るのとは異なって，担当している間の数時間は患者さんに呼ばれれば応じて，要求に応えなくてはなりません．この期限付きの拘束される関係性は看護師と患者さんの関係の第4の特徴です．24時間のケア体制は患者さんにとっては本来治療的ですが（後述），看護師−患者関係に困難を感じるような場合には，看護師にとって勤務時間の拘束が呪縛に感じられ，大きなストレスになる危険性があります．その危険を避けるためには，チームの機能をうまく活用することが必要です．

E. 療養時の日常生活の援助を通じてのかかわり

　看護師が職務としているのは，診療の補助で看護師に許された医療行為と，患者さんの療養の世話です．患者さんが病棟内で日常生活を送るうえで欠かせない食事や排せつ，清潔，活動や睡眠，そして人間関係を持つこと，などです．しかし，援助する日常生活の内容は法的に明確に決められているわけではありません．日常生活の援助の内容については，ナイチンゲールの覚え書きからヘンダーソンのニード論やオレムのセルフケア論などいろいろな考え方があり，現在にいたっても明確に定まっていないところが，看護のあいまいさのひとつです．定義があいまいな療養中の日常生活で，看護師は患者さんの自立の程度やケアの必要度を査定して，それに基づいて援助をするわけです．たとえば食事について考えてみると，看護師が調理するわけではありませんが，食事の形態や量，援助の必要性は常に看護師の観察のうえで判断されます．

　療養中の日常生活の援助は，主として入院環境のなかで行われてきましたが，近年は入院日数の短縮化や，患者さんの生活の質のために在宅療養の期間が長くなってきています．退院後の患者さんの日常生活のデザインを考える際には，診療の補助と日常生活の両側面から考える必要がありますから，看護師の専門的判断や実践力が大いに求められます．入院，在宅，どのような状況でも，日常生活の援助を通じて患者さんとかかわることが，看護師–患者関係の第4の特徴です．

F. 医師と患者さんの中間の立場

　診療の補助はあくまでも補助ですが，看護師は許された範囲内で医療行為を行います．また，医療上必要な制限を理解したうえで日常生活を援助し，在宅での療養時の日常生活を計画します．医学の専門家ではありませんが，療養生活のために必要な医学的知識を持っています．看護師は，医師という大きな権威と，患者さんの中間に位置しており，この中間性[1]というのも看護師–患者関係の特徴でしょう．

4. あいまいさがもたらす看護師の困りごと

　以上述べてきたように，潜在的な期待，チームゆえのあいまいなケア責任の所在，療養時の日常生活の定義のあいまいさ，医師と患者の間の中間性などから，看護師–患者関係は，明確な契約関係になりにくいといえます．その結果，看護師も患者さんもお互いに，勝手になんとなく期待したりおもんぱかったりすることになり，これが意思の食い違いやコミュニケーションのこじれに発展し，トラブルになることがあります．

　そこで，関係性のあいまいさに由来すると思われる看護師の困りごとについて具体的に考えてみることにします．

A. 患者さんの期待に応えようとがんばってしまう

　看護師には，患者さんから暗黙のうちにいたわりのケアを求められているのと同様に，看護師の側にも患者さんのためになにかしたい，ケアしたいという潜在的な気持ちがあると述べました．加えて，すべき行為ことに療養生活・日常生活の援助は一見明確なようで実はあいまいです．また，患者さんに対して，家族が持つような関心・心配を持つことができるのが看護師だともいわれ，それ自体は貴重な看護師の気持ちとして大切にしたいものですが，具体的になにを意味するのかはあいまいなままです．看護の対象者には家族も含まれるといわれることもあり，看護の仕事の定義のあいまいさから看護師の業務が無自覚に拡大していく可能性があり，これは問題です．さらに伝統的に献身を求められるような看護の文化の影響もありそうです．

　このような看護業務のあいまいさのため，看護師は自分の持てる力以上にがんばってしまうことがあるのではないでしょうか．病棟での勤務時間内には受け持った患者さんからの様々な訴え・要求に応えなくてはならず，その患者さんのケア提供の責任を負うことになり，仮に自分の能力以上のことを求められているとしても，逃げることができないのです．現実的に日本の臨床現場で業務に追われている看護師が，業務の遂行を優先するのか，患者さんの気持ちに寄り添うための時間を優先する

のか，はざまで葛藤を抱える看護師は少なくありません．希望を胸に就職した新人看護師が，「業務に追われて，患者さんの話が聞けない，やりたかった仕事ができない」と悩む声をよく聞きます．この葛藤が看護師自身を疲弊させ，仕事への意欲を低下させ，離職につながることもあります．これは単に新人看護師のリアリティショックとか，職場適応の問題と片付けるべきことではありません．患者さんに寄り添うことを看護師の職務のひとつとして明言し，療養上の世話を明確に定義し合理的な看護提供体制にするべきではないでしょうか．

　さらに現実問題として，患者さんのなかには付き合うのが難しい人がいます．自己中心的な人や，看護師にはなんでも要求できると無理難題を持ちかけてくる人，常識的には理解できない言動・行動をとる人もいるのです．いわゆる理不尽と思われる要求でも，受け持ち時間内には逃げられない看護師は患者さんの要望に応えなくてはいけない，と忍耐したり，看護チームの同僚も「あなたが受け持ちだからね」と忍耐を個々の看護師に求めるのは，それこそ理不尽です．付き合い方が難しい人について探求し，対応法を考案していくのが合理的かつ学問的なのではないでしょうか．第Ⅶ章以下では少しその提案をします．

B. 患者さんに対して，受身すぎないでしょうか ―受動性―

　上述のあいまいさのなかで，看護師は患者さんのために，という一念でよく働きますが，それが過度になると看護師のエネルギーを消耗させてしまいます．患者さんのケアのためにはできることをしてあげたいけれども，課せられた業務を終わらせるために患者さんの話を丁寧に聞く時間がとれない葛藤や，患者さんの求めに応じ切れないけれど，すべての求めに応じるのが責任だと考える葛藤は，葛藤を解決するよりは忍耐することになりやすいのです．その理由には，先に述べた逃げられない看護師–患者の関係性が影響しているのではないでしょうか．看護師が患者さんのために献身したいという気持ちが，勤務時間中の受け持ち患者さんに対してどんな場合にも言うことをきかなくてはならないという，受身の態度すなわち受動性に置き換わってしまうと考えられるのです．

では，看護師の受動性，患者さんに対する受身の態度は，医師に権威が備わっているように，看護に本質的に備わったものなのでしょうか．受動性が患者さんのケアに役立ち，受動的でないとよい看護とはいえないのでしょうか．看護が感情労働だとする考え方の基本には，看護と受動性は不可分とする見方があるのでしょう．

　しかし，受動性は看護師の忍耐につながり，常に受身でいるのは自分の自由が狭められてつらいものです．それに，非学問的で専門職にはふさわしくないものです．

　看護師も人である以上，患者さんに対して葛藤や怒りや疲労感から陰性感情を持つかもしれませんが，受身があたりまえ，忍耐があたりまえとなると，自分の感情を抑圧し無自覚にならずには職務遂行が難しくなるでしょう．それは人間不信や抑うつなど看護師の精神の不健康や，離職という社会問題につながりかねません．しかし，第Ⅲ章で述べますが，自然な会話には精神の健康によい影響を与える効果があります．

5. 患者さんに寄り添うために

　病を持つ人に寄り添うためには，看護師の人としての誠実な会話を通じたかかわりが必要です．そのためには看護師が自分の気持ちや考えを自覚していることが大前提で，次にそれをどう言葉にするかというのが技術になるのです．個々の看護師の思考や感情や意思を顧慮しない定型的なマニュアルのような会話や受動性だけでは，患者さんに寄り添うことはできないのです．

　第Ⅰ章でご紹介したいくつかの場面は，看護師がちょっと困る場面で，忍耐ではなく会話で対応して看護師の立場・気持ち・考えを伝える例です．逃げられない場面で患者さんの要望にすべて応えなくてはという受動的な対応では，患者さんの不満感が増すか看護師が忍耐するしかなくなり，自由のない閉塞状況に陥ります．しかし，看護師も自分を伝えながら相手の話を聞くという双方向性のある自然な会話を続けると相互作用が生まれ，看護師の閉塞感が解消し，看護師と患者さん双方が

納得できる着地点を見つけられます．どのような場合にも看護師が患者さんに寄り添うためには，能動性を持って患者さんに対峙していきたいものです．そのためには自然な会話が必要なのです．

文献

1)　保坂　隆：ナースのためのリエゾン，南山堂，p.7，1996.

第III章

職務だけではない，隠し味の
看護の重要性があります
—環境の一部であることと，あたりまえ
の会話が持つ意味—

この章では患者さんに寄り添う看護の意義と，看護師の患者さんへのかかわりについて述べたいと思います．そこから，看護師と患者さんとの会話の重要性が明らかになってきます．

　看護の職務には診療の補助と療養上の世話（日常生活の援助）という2本の柱がありますが，それ以外にも，隠し味のような2つの大きな役割と意味があると考えます．第1は，前章でも述べたように，看護師が患者さんの近くに24時間いて環境の一部になっていることが，患者さんに安心・安全を提供していること，第2には，看護師が存在する環境のなかで，看護師が患者さんと会話することが患者さんの精神の健康によい影響をもたらすこと，この2つです．この2点は空気のようにあまりにあたりまえなので看過されてきたと思います．そこでこの2点について，述べることにします．

1. 治療的・発達促進的環境の構成要素としての看護師

　看護師は患者さんを取り巻く環境の一部であると述べました．環境が人に影響を与えることは自明のことです．そのなかでも，人が発達成長できるような環境や，病気の回復を促進してくれるような環境を治療的・発達促進的環境ということができます．反対にその環境にいること自体が人の心身に悪影響を及ぼすような環境のひとつが拘禁環境[1] といわれるものです．拘禁環境の代表は刑務所や拘置所のような極端に自由が制限された環境です．その特徴については表1をご覧ください．

表1　拘禁環境の特徴

1. あらゆる自由が制限され，監視されていること．
2. 個性は没却され，人間としての独自性は極度に制限されていること．
3. 空間的に行動できる場所は限られ，交際する人間も同じ顔ぶれで単調であること．
4. 人間関係において，権威を代表する職員とのフォーマルな関係と，同室者などの間のインフォーマルな関係の二重構造があること．

(小木貞孝：死刑囚と無期囚の心理，金剛出版，p.140-141，1974. より引用)

　まず，この拘禁環境と病院環境についてちょっと触れておきましょう．病院という環境を考えてみると，病院にいる患者さんのなかには身体的な不自由を抱えている方もいます．病状によっては食事や水分，入浴その他，日常生活に制限が発生している場合もあり，それは療養のためとはいえ自由の制限です．加えて，病院の管理上必要な面会時間その他の規則も，患者さんの自由を制限します．病院規則の運用の仕方によっては，拘置所のようにあらゆる自由が制限される拘禁環境に近い環境になってしまう可能性があることを忘れてはいけません．拘禁環境に置かれると，人は興奮状態や怒りっぽさ，抑うつなど気分の障害，妄想，感情鈍麻，感情の爆発など様々な精神の不調が発生するといわれています[2]から，拘禁環境のようにならないよう入院環境を整えるのは看護チームの隠れた大切な仕事です．

　さて，本題である治療的・発達促進的環境について述べます．治療的・発達促進的環境とは，拘禁環境のような人に悪しき影響を及ぼす環境の対局にあり，患者さんの自然治癒力が発現しやすい環境をいいます．病気は環境だけで回復するわけではありませんが，環境が健康の回復に大きく影響を及ぼすことはナイチンゲールのころから知られています．看護では治療的・発達促進的環境について，まだはっきりした理論や定義はありませんが，どのような条件があると治療的・発達促進的環境に近くなるかを複数の研究者や臨床家が述べていますので，それを紹介したいと思います（**表2**）．

表2　治療的・発達促進的環境の特徴

1. 生理的欲求の満足ができて，信頼できること．
2. 日常生活の援助を通じて，母性的養育的機能が提供されること．
3. 瞬時，瞬時に患者との交流があること．
4. 一定の時間に決まったことを時計のように行うこと．
5. 付き添う，いたわる，定時に食事を提供するなどの日常的な看護師の行為があること．

（川名典子：がん患者のメンタルケア，南江堂，p.99，2014．より引用）

A. 生理的欲求の満足と信頼性

　小児精神医学者のウイニコット（Winicott DW）は，子供の成長発達に必要な，親（ことに母親）による養育環境の条件として，「基本的欲求の満足が得られて，頼りになること」と述べています[3]．生理的欲求は食事，排せつ，清潔，保温という子供の生命維持に不可欠な欲求です．医療機関のなかの看護では生理的欲求は人の基本的欲求として，日常生活援助の基礎の項目です．看護師が日常的に行っている生活援助と同じと考えられます．

B. 療養生活の援助を通じての母性的養育的機能の提供

　精神科領域の専門看護師かつ臨床看護師のメロウ（Mellow J）は，療養生活の援助を通じて，母性的，養育的機能を提供することが，治療的・発達促進的環境であり，このような環境があってこそ，精神科的治療やカウンセリングなどの介入効果が発揮できると述べています[4]．

　療養のうえで提供される日常生活の援助は，診療の補助と並んで，看護師が日常的に提供している援助であることはここで説明する必要もないでしょう．Nurse の語源である Nurture には養育するという意味があります．日常生活の援助を通じて，看護師はいつも患者さんを人として見守り，育み，心配します．これが母性的養育的機能といえるものです．女性が母性的役割をとることが多かった歴史はありますが，母性的という語は，女性ことに母親だけに用いるのではなく，このような機能を指して母性的であるといいます．母性的養育的機能は男性，女性の区別なく，看護師に備わった機能と考えられ，医師による診察，診断，治療とはまったく異なった機能です．

　この母性的養育的機能が提供されるような環境が治療的・発達促進的環境であるとする考えは，ウイニコットの主張とも合致すると考えられます．つまり，基本的欲求が満足できて安心でき，母性的養育的環境を担う役割を担う看護師が存在する病院という環境は，本質的に治療的・発達促進的な機能が備わっていると考えてよいでしょう．

C. その場その場での，瞬時の患者さんとの交流

　　精神科医のカーン（Kahn EM）と看護師であるホワイト（White EM）は，「その場その場での，瞬時の患者さんとの交流があるような環境」を治療的・発達促進的環境の要素のひとつとしてあげています[5]．看護師は，面接室のなかではなく病院内・病棟内のいろいろな場面―たとえば廊下ですれ違うとき，配膳・配薬のとき，洗面や入浴介助のときや医師による処置の介助に付いているときなど―，で患者さんと言葉を交わしますが，このあたりまえに思えるちょっとの立ち話・世間話ができることが治療的・発達促進的環境に備わった特徴だというのです．だとすると，患者さんと言葉を交わすことなく医学的身体的な業務遂行だけに専念してしまうと，この大切な機能を損なうことになってしまいかねません．

D. 一定の時間に決まったことを時計のように行うこと

　　看護師のメリクル（Mericle BP）は，「一定の時間に決まったことが時計のように行われること」は，治療的・発達促進的環境の条件のひとつだと述べています[6]．次になにが起こるのかが大体予測できることが患者さんの安心感になるというわけです．病院には日課とか，ルーティンといわれるものがありますが，これらは看護師の意図しないところで，患者さんの安心・安全感を育むかかわりになっているのです．病棟であたりまえにほぼ予定どおりに時間が流れていくことが，患者さんの安心感につながっているのです．

　　そう考えると，入院時の患者さんに提供される病院の日課についてオリエンテーションすることは，患者さんが未体験の病院生活を想像できて安心するための大切なケアだといえます．

E. 付き添うなどの日常的な看護師の行為があること

　　日本の精神看護専門家の萱間は，精神疾患急性期の看護ケア研究のなかで，「患者の感情に添う，付き添う，日課表をつくる，定時に食事

などを提供する，いたわるその他，看護師の日常的な行為には患者の自我を支える意味があり，患者の自我が発達していくために必要である」と述べています．看護師が無意識にあたりまえのように行っている種々の行為には患者の自我を支え発達に寄与するという，まさに治療的・発達促進的環境の基盤にあることが研究によって見出されました．

　さらに，萱間はこれらの行為は，「看護師が無意識のうちに，患者さんとの距離を測って行う」と述べ[7]，このようなケア提供のためには看護師のゆとりが重要だとも指摘しています．

　以上，述べてきたのが現在明らかになっている治療的・発達促進的環境の要素です．これらは，精神科医療や精神科看護の専門家・臨床家によって述べられているため，その知見が一般病院のなかでも通用するだろうかと疑問に思うかもしれません．しかし，私の臨床経験からは，一般病院内でも立派に通用すると考えられます．一般病院では医学的身体的な治療処置が多いために見逃してしまうような，看護師のあたりまえの行為が持つ意味が，精神医療専門家の目を持って観察することによりはじめて明らかにできたのです．

　上記の治療的・発達促進的環境は，すべて精神の健康について述べられており，身体的な自然治癒力に及ぼす影響については不明ですが，臨床的な観察からは，自然治癒力にも影響しているとしか思えないことは多々あります．今後，この分野の研究が進んでいくことを期待するばかりです．

　看護師の存在そのものと，日ごろあたりまえのこととして対応している看護師の行為や会話には，患者さんの心身，少なくとも精神面に貢献しているのに，看護師自身が今までそれを認識していなかったのは，もったいないことです．

2. 会話の力とはなんでしょう

　　看護師が存在する環境そのものが，患者さんにとって治療的・発達促進的だと述べてきましたが，存在しているだけでは看護の意義としてあまりに消極的受動的で物足りない，能動的とは思えないと感じる方もいらっしゃるでしょう．患者さんとの会話やかかわりでもっと積極的なケアができるはずではないか，というわけです．私もそう思います．看護師は治療をするのではなく，治療的なかかわりをすることができ，そのために重要なのがコミュニケーション，特に言葉による会話なのです．

　　前述のカーンとホワイトが言うように，患者さんと看護師はいろいろな場面で患者さんと会話をし，それが患者さんにとってよい影響をもたらします．そこで，会話にはどのような意義があり，どのような会話がよい効果をもたらすことができるかについて述べていきます．

　　会話によっては相手が不快に感じたり傷ついたり，大きなストレスになることもありますから，会話が難しいといわれることにもなります．しかし，本来，会話はそんなに難しいものではありません．私の臨床での観察からは，看護師と患者さん双方が，ストレスを感じないで，気持ちよく会話ができるとき，以下のような治療的効果が発現することが見えました．

A. 患者さんの孤独感が低減する

　　看護師が患者さんと会話する時間を共有することによって，患者さんは自分に関心を持ってくれる人がいることを実感することができます．その結果，病気になり，周囲の人々や社会から取り残されたと思いがちな患者さんの孤独感が低減するのです．一般的に時間を共有すると，その時間に比例して親密さが増すといわれていますから，まさにその効果があると思います．

B. 現実的な問題の明確化が図れる

　自然な会話を続けていくと，患者さん自身が抱えていた問題が，だんだんと明確になってくるという効果があります．これは会話の不思議な効果としかいいようがありません．

　この効果が発現するには，会話のなかで，言葉のキャッチボールという自然なやり取りをしていることが大切です．看護師が期待するような答えを暗に患者さんに求めるとか，さりげなく誘導するなど操作的な介入があるとこの効果は発現しないのです．

　たとえば，がんの診断がつき，それもステージⅣという厳しい状況の患者さんが不安そうな表情をしていたとします．一般的に考えられそうなのは，今後の治療の不安，予後の不安，死の不安などが患者さんを精神的に不安定にしているのではないかと推察することでしょう．しかし，それでは患者さんの理解があまりに定型的でかつ漠然としすぎています．患者さんも，いろいろな悩みが明確にならないままに一塊になって頭のなかでぐるぐるするのはつらく，ただ漠然と「不安です」としか言えなかったりします．このようなときに看護師が「不安なんですね」と患者さんの言葉を繰り返すことで看護師の共感的理解が伝わるといわれていますが，どうもそうとは思えません（後述．第Ⅵ章3項参照）．まず，患者さんの言葉を繰り返すだけでは，看護師の感情や気持ちや考えを伝えてはいないので，これでは会話とはいえません．ときに看護師が，「この患者さんには抗不安薬が必要かしら」などと性急に考えて患者さんに提案してみても，患者さんには看護師の考えがよくわからないでしょう．このようなときになんとかしなくてはと介入しようと焦らずに，ただ会話していると，患者さんの心配が，実は経済的な問題が大きかったとか，職場にどのように病状を説明しようと悩んだとか，具体的な課題が出てくることがよくあります．会話によって問題が明確化されていくのです．具体的な問題がひとつひとつわかってくると，それだけで患者さんは気持ちがすっきりしたり，問題が解決するように思えたり，患者さん自身に解決策がわかったり，看護師も自分がなにを具体的に手助けしたらよいのかが明確になってきたりします．これが人と人が

会話することの不思議であり，会話の力なのです．

C. 自己洞察が深まる

　　前記 B の効果に似ていますが，患者さんは往々にして，自分の気持ちが自分でもよくわからないことがあります．家族をおもんぱかったり世間体を気にしたり，あるいは経済問題が大きくのしかかっていたりすると，自分でも気がつかないうちに，「○○のために，自分がすべきこと」が自分の気持ちだと考えてしまうことがあります．それは，本当に自分がしたいことではなかったりするのです．健康なときはそれでよいかもしれませんが，病気の治療・療養のために生活が変化するかもしれない人生の岐路に立ったとき，あるいは自分の死が近い将来避けられないと認識する深刻な状況に直面したとき，「あるべき自分」や「～すべき自分」だけでは納得できないもやもや感が患者さん自身のなかに残るものです．もやもや感というのは，自分で自分の気持ちがわからず言葉にならないときに感じるものなのですが[8]，患者さんが看護師と会話していると，だんだんと，自然に，患者さん自身で自己洞察つまり本当の自分の気持ちがわかってきたり，自分の問題に気づいたりするようになってきます．これも会話の不思議であり，力です．会話のなかで患者さん自身が自分の気持ちに気づいてくると，話し相手の看護師も患者さんの気持ちが自然にわかってくるのです．寄り添うとは，こうしたことから始まるのではないでしょうか．患者さんの気持ちに近づくと，看護師も納得したり気持ちが楽になったり，ケアのポイントが明確になるのでピンポイントで効果的なケア提供ができるようになります．会話するのに時間がかかると心配するかもしれませんが，実は会話によってケアのポイントがわかれば，そのほうがずっと効率的です．

　　このように，人と人が会話することによってよい影響を受けることができるのが，人間の特徴ではないでしょうか．人は人とのかかわりなしには生きられないとか，人とのかかわりによってはじめて人は成長発達できるといわれているのは，こういうことなのだとしみじみ思います．

D. 不合理な怒りが沈静する

　会話することで不合理な患者さんの怒りが沈静するという効果もあります. 患者さんの不合理で激しい怒りへの対応に苦慮する看護師は少なくありません. 看護師や病院の対応に対して怒りがおさまらないとか, 丁寧に謝罪や説明を繰り返しても患者さんが納得しないばかりか, かえって怒りが激しくなるような場面で多くの看護師が悩み, 恐れを感じています. 実際, 怒鳴られ続けるのは怖いです.

　ところが, 理不尽ともいえるような激しい怒りの場面で, 説明や説得や謝罪ではなく, 会話を続けることができると, 不思議なことに, その怒りが沈静化していくことがよくあるのです. おそらく, 患者さんの怒りは, 怒るきっかけになった出来事だけではなく, 背後に他の原因があったからでしょう. 会話を続けると問題の明確化や自己洞察の深まりによって, 真の患者さんの問題が明らかになって落ち着いてくるのです. まさに会話の持つ力に驚かされます. ただ, 怒りの場面で会話をどのように続けるかは難しいことでもあります. 怒りの場面の具体的な会話・対応については第Ⅷ章で述べます.

E. 患者さんが精神的に安心・安定する

　会話を続けて上記 A～D の効果が複合的に発現することにより, 患者さんは精神的に安心・安定していくことが多いものです. 看護師が話し相手になることで患者さんの孤独感が減り, 患者さんの漠然としていた心配や悩みから, 少し具体的現実的な問題が見えてきて, ときには解決の糸口までも開けてくるとしたら, 看護師は患者さんと会話せずにはいられなくなるでしょう.

F. 会話は心地よいもの, 楽しいもの

　最後に, これが治療的といえるのかどうかわかりませんが, 患者さんと看護師の間で, 言葉のキャッチボールすなわち自然な会話が進むとき,

それは快いのです．人は会話していると心地よく感じるものなのです．つまり人とのかかわりがあることが，人によい影響をもたらすのです．

　私は会話したあとで，複数の患者さんから「気持ちが楽になったよ」「あなたと話していると落ち着く」と言われました．それは患者さんの病状が深刻であるかどうかには関係ありませんでした．そこで，私なりになぜ患者さんがそう言うのかを振り返って何度も考えてみたのです．私がなにか助言したとか解決したということではなく，また私が話し上手であるわけでもなく，ましてや私は人格的に特別に優れているわけではない平凡な看護師ですから，私という個性とは関係がないことです．そのような場面で，私は指導とか教育とか説明をしていたのではなく，自然な会話をしていたのです．つまり患者さんの気持ちが楽になったりすっきりしたのは，私の力ではなく，会話の力だったことに気づいたのでした．

　社会学ではよく，人は社会的動物といいますし，実際，人は社会という大きな組織的構造のなかで生きていて，まったく社会とかかわらずに生きていくことは不可能です．つまり人と人のかかわりなしには生きていけないのです．人と人のかかわりのためにコミュニケーションがあり，言語的によるコミュニケーションである会話（対話）によって，人は考えたり感じたり安心したり楽しんだり，成長したりできるということを，私は日々の臨床での小さな体験の積み重ねで実感しました．

3. 隠し味のメンタルケアは会話から

　日常の看護師のなに気ない患者さんとのやり取り，自然な会話がメンタルケアになるといっても過言ではありません．看護師による患者さんのメンタルケアは会話によって始まり，会話によって終わるといえるでしょう．自然な会話にこのような効果があることを，私たちはもっともっと知っておいてもよいのではないでしょうか．そして，そのような会話のコツを身に着けたら，診療の補助や日常生活の援助をしながら自然に心のケアができるのです．これは会話ですから，難しいものではな

く，気軽に，ちょっとの工夫で誰にでもできるものです．

　ただひとつ，会話の欠点は，問題⇒介入⇒結果，のようにははっきりと効果の因果関係が見えないことです．自然な会話は当事者にも周囲の人にも，「ただの話」「世間話」にしか見えないことが多いので，会話の重要性が見過ごされやすいのが難点なのです．看護師が会話の力，それを発揮できる看護の力を認識し，会話を実践し，看護師の行為の意味を他職種や世間に伝えていきたいものです．会話の力を世間にどう伝えるかは思案のしどころですが，私の考えを第Ⅴ章で提案したいと思います．

文献

1) 小木貞孝：死刑囚と無期囚の心理，金剛出版，p.140-141，1980.
2) 小木貞孝：死刑囚と無期囚の心理，金剛出版，p.89-90，1980.
3) ウイニコット DW：情緒発達の精神分析理論，牛島定信（訳），岩崎学術出版，p.46-47，1977.
4) Mellow J: A personal perspective of nursing therapy. Hosp Community Psychiatry **37** (2): 182-183, 1986.
5) Kahn EM, White EM: Adapting milieu approaches to acute inpatient care for schizophrenic patients. Hosp Community Psychiatry **40** (6): 609-614, 1989.
6) Mericle B: Introduction to milieu management. Psychiatric Nursing, 3rd Ed, Mosby, p.310-319, 1989.
7) 萱間真美：精神分裂病急性期の患者に対する看護ケアの意味とその構造．看護研究 **24** (5): 59-77, 1971.
8) 川名典子：患者のモヤモヤ・看護師のモヤモヤ―精神看護の視点から．緩和ケア **28** (2): 98-101, 2018.

第 IV 章

コミュニケーションを
あらためて考えてみましょう

看護師と患者さんの会話が持つ力，その不思議について述べてきました．そこで会話とコミュニケーションについて，一度整理して考えてみましょう．会話とコミュニケーションは違うのでしょうか．

1. コミュニケーションとは

この本では看護師と患者さんのかかわりのなかでも，言葉によるかかわり方を中心にしているので，「会話」という用語を多く用いるようにしています．「対話」という用語もありますが，私はこの本では「会話」で統一しました．会話は言語によるコミュニケーションですから，この章では看護師になじみの深いコミュニケーションという用語についてまず確認したいと思います．

A. 重要なのは双方向性

コミュニケート（communicate）という言葉には，伝達する，知らせる，伝える，理解し合う，話が通じ合う，連絡する，という意味があり，コミュニケーションはその名詞形ですから，伝達，通信，連絡，で，また言葉・記号・身振りなどによる情報・感情・知識・意思の伝達であるとされています（英和辞典，研究社）．つまり人と人の間で情報を伝え合うことです．コミュニケーションは，患者さんが看護師に話をし，看護師はそれに対して感じたことや考えたことを伝える，この双方向性が重要になります．日常的に人が家族や友人や同僚と行っており，人と人のかかわりそのものなのです．看護師は患者さんの話を聞いてよく解釈したり，推察したり，誘導したり，指導・教育する，介入する，などの対応をしがちですが，これはともすると看護師側からの一方通行の働きかけになりやすいのです．会話は推察して勝手に解釈して理解したつもりになるとか，意図的に看護師が望む方向に話題を誘導する方法ではありません．二人が互いに相手に対して，意思や思考や感情を伝え合う，この双方向性のあるやりとりが本来のコミュニケーションです．

B. 目的はお互いを理解すること

　コミュニケーションの目的は，お互いを理解することです．相手になにか影響を及ぼそうとするものでは決してありません．そして言葉を中心にしたコミュニケーションが会話です．私たちは日常的に，家族や友人や同僚とごく自然に会話していますが，ひとたび，看護師という立場になると，なぜかなかなか自然な会話にならないのはどうしてでしょう．たとえば看護師という役割を意識すると，自分の考えや感情をあまり表さないよう自制し，患者さんのためになる適切なことを言わなくてはならないとか，個人的な考えを言ってはいけない，患者さんを不安にしてはいけない，傷つけてはいけない，他の看護師や医師の話と食い違いが生じてはいけないなど，いろいろな禁止事項が頭をよぎるようです．治療に関する質問，不安，特に今後の見通しなどの説明や個人的意見を求められたりしたときには，「なにを言うべきか」「なには言うべきではないか」この2点にとらわれがちになり，会話が形式的になるのだと思います．患者さんは，重大な案件のときに意を決して看護師にたずねてくるかもしれませんが，そんなときにこそ形式的な答えしかできないのでは，看護師と患者さんの信頼関係はおぼつかないでしょう．まして，看護師が勝手に推察し，一方的に判断し（アセスメント），それに従って一方的な介入をするのでは，よい効果は生まれないことでしょう．それでは看護師が患者さんのそばで費やしている時間が無駄なものになってしまいます．

　お互いを理解する，というだけが目的の自然なコミュニケーション，言葉を用いる会話が，前章で述べたような治療的効果を発揮してくるものなのですが，では，どうして看護師にとって自由で自然な会話が難しいのでしょうか，その理由を考えてみましょう．

2. 日本人のコミュニケーションの特徴

　私は言語や文化の専門家ではありませんが，精神看護専門看護師として，臨床や教育の場面で看護師のコミュニケーション（会話）を観察しました．なぜ観察したかというと，かつて私にとって患者さんとの会話は結構エネルギーを消耗することだったので，いったいどうしてなのだろうと疑問に思ったからです．観察して気づいたのは，私たちは一般的に言葉で気持ちや考えを伝え合うよりも，次のようなことにずいぶん気を遣っているという点でした．それはたとえば思いやること，気配りすること，相手に言われない先に相手がしてほしいことに気づいてそれをしてあげること（先読み），相手を否定的するようなことは直接言わないこと，相手に対してよくないことは遠まわしに伝えるようにすること，相手の言外のメッセージ（態度，表情，婉曲な言い回しなど）から相手の真意を察知しなければいけないこと（空気を読む），などです．これらは私たち日本人のエレガントな気配りの文化だと思いました．しかし，それでは患者さんの話を真剣に集中して聞いたり，真意を確認することができなくなってしまいます．実際，私は看護師として，患者さんの気持ちや希望に寄り添ってケアをしていたかどうかに自信が持てないことが多々あったのです．

A. 気遣いと思い込み

　私は短い留学生活や少ないながらも外国の人との付き合いから，日本人のコミュニケーションの特徴を考えさせられました．その第一が，気遣いと思い込みです．

　アメリカ人女性と結婚したジャーナリスト桐谷逸夫氏が，日本人のコミュニケーションの特徴を端的に「気遣いと，思い込み」と表現している[1]のをみて，私はまさにそのとおりだ，と膝を打ったものです．

　気遣いは決して悪いものではありません．相手をおもんぱかること，気にかけることのは大切で，どの国の人々も行っていることです．ただ，問題なのは，気を遣った結果が相手の希望に沿っているかどうかを

確認しないで，判断したり行動したり，ものごとを進めてしまうこと，つまり，思い込みでことを進めることです．日本では，気遣いされたことがわかると，それに応えて，自分の本当の気持ちにはフタをして相手が期待する行動をとるのが礼儀だとされているところもあります．気遣いには気遣いで応えるのがエレガントな日本の文化なのかもしれませんが，見方によっては，思い込みに付き合わなくてはならないともいえるのです．

　ごく簡単な例を示してみます．Ａさんが知人Ｂさんのお宅を訪問したとします．そこでＢさんはとても高価なコーヒー豆を入手したところだったので，最上級のおもてなしをしようと考えてコーヒーを出すとします．この場面で，Ｂさんは本当は日本茶が飲みたかったとしても黙ってコーヒーをいただくことでしょう．コーヒーが供されてから，「すみません，私は日本茶がよかったです．」と言い出す人はあまりいないのではないでしょうか．Ａさんは「飲み物はなにがいいですか？」と相手の嗜好は聞くことをせずに，高価なコーヒーを出すことが最上のもてなしと考え，Ｂさんもその善意に応えるのです．

　日常生活ではこのようなやりとりは，日本のエレガントな習慣と思っていてなにも問題はありません．こういう文化が日本だけなのかどうかは私は詳しくは知りませんが，ただ少なくとも英語圏の国では，「飲み物はなにがいいですか？」と必ず聞くのが礼儀です．そこで客は好みの飲み物を伝えます．希望の飲み物を出せない場合には，「ああ，ごめんなさい，それはないけどコーヒーかコーラならありますよ」と正直に答え，客は「それなら，お水でいいわ」などと，答えることができて，客の嗜好が一番に尊重されるのです．単純なこの飲み物をめぐるやりとりはれっきとしたコミュニケーションですが，先の日本的な場面には言葉によるコミュニケーション（会話）がまったくありませんね．

　患者さんに対応する看護師にとって，日本的な気配りに終始するやり取りでは，患者さんの本当の気持ちや希望がわかりませんから，結果として，患者中心のケアにならなかったり，さらには患者さんが不要の気遣いや遠慮をしてしまうことが問題です．多くの日本人の患者さんにとって遠慮することは日常的ですから，余計に患者さんの本当の希望は

わかりにくく，看護師と患者さんの間で考えがすれ違うことになりやすいのです．

　こんな場面を想像してみましょう．

場面 6
看護師が患者さんに朝食の好みを確認する

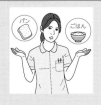

（Ns）朝食では主食はごはんですが，パンにもできますよ．

（患者）家ではパンですけど，面倒のないほうにしてください．

　この会話では，患者さんが「パンにも」に反応して「面倒のないほうに」とちょっと遠慮しているのがおわかりでしょうか．こういう遠慮は，パンくらいの小さなことなら問題にならないと思うかもしれませんが，入院中の日常生活ことに食事は患者さんにとっては重要なことかもしれません．なによりも患者さんが希望をはっきり伝えられないことが問題です．遠慮による我慢が重なると，ストレスが蓄積することになります．ですから，できるだけシンプルな会話をしたほうがよいと思います．

話し方の一例 〜会話を進めるために〜

（Ns）朝は，パンとごはんのどちらがいいですか？

（患者）じゃ，パンをお願いします．

　このほうがずっと患者さんが好みを言いやすくありませんか．気遣いと思い込みは，日本の文化に深く根をおろし，無自覚に沁みついているようですから，私たちの受け答えの特徴を自覚してちょっと気をつけるだけでも，少し会話が変わるように思います．看護の仕事のうえではなによりもシンプルでわかりやすいことが大切です．

B. 断ることができない

　　日本人のコミュニケーションの第2の特徴は，断れないこと，NO と
いえないことです．第Ⅰ章で，看護師が困りやすい場面をいくつかあ
げましたが，そのいくつかは相手である患者さんに気を配って NO と
言えない日本人の特徴からくる悩みのように思います．ですから会話例
では，そんな日本人にとって苦手な場面で，相手を不快にさせないよう
に NO を上手に伝えるような言葉かけの例を示してみました．今一度，
その観点を頭に置いて第Ⅰ章の会話例を読んでみてください．

3. 看護師のコミュニケーションの特徴

　　私が観察したところ，日本人のコミュニケーションの特徴に加えて，
日本の看護師のコミュニケーションの特徴というのもあると思いまし
た．それは次のようなものです．

A. 説明が多い

　　看護師は患者さんに説明することがとても多いです．病院入院時や検
査前，手術前のオリエンテーションは，日常的に看護師の大きな仕事に
なっています．患者さんにこれから起こる未知のことを説明すること
で，患者さんは少し不安が減り，医療に対して協力的に臨むことができ
るようになりますから，これは大切なケアになります．入院時や検査
前・手術前のオリエンテーションはとても大切です．しかし，患者さん
が情報を求めていないようなときにも，看護師は患者さんに説明しなく
てはいけないと思っていないでしょうか．あるいは，なんでも説明でき
ることが大切とか，説明すればどんなときにも患者さんが安心すると考
えていないでしょうか．

場面 7
気持ちが落ち込んでいるという患者さん

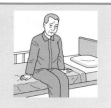

患者 気持ちが落ち込んで，なんだか食欲が出ないんだよ．

Ns 一昨日，先生から治療法がだんだん少なくなってきたって話がありましたものね．そんな話のあとは誰でも気持ちが落ちつかなくなるものでしょう．うつっぽいのかもしれませんね．でも，数日したらみなさん落ち着いてくるものですよ．

　この会話では，看護師は，医師からの深刻な話のあとには気分の変調は誰にでも起こるものなので，心配いらないとほのめかしながら説明しています．あたりまえの反応だと知ることで安心してもらいたいという看護師の心情かもしれません．しかし，患者さんが医師からの厳しい話で落ち込み食欲が落ちたと考えるのは，看護師の一方的な推察でしかないのです．それに，この場面では，患者さん自身は落ち込んだ気分というより，落ち込んで食欲がないことを看護師に訴えているようにも受け取れます．

　説明するだけでは，看護師の見解を伝えるだけに終わってしまい，患者さんが落ち込んでいる理由も，なにを心配しているのかもよくわかりません．一方的な説明で患者さんが安心するかどうかは疑問です．まず「いったい，どうなさったのですか」「いつから食欲がないのですか？」「落ち込んでから食欲がなくなったのですか？」など，率直にたずねて会話を始めることが大切です．たずねることで看護師が心配していることが患者さんに伝わり，患者さんが答えることで看護師は患者さんのことが少し理解できるようになります．これが双方向性のある会話です．

　もう一場面，例をあげてみます．

場面 8
自分の病気を嘆く若い患者さん

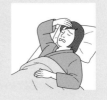

患者　なんで私ばかり，こんな病気になってしまったのかしら．運動したり食事にも注意してバランスよく摂るようにしてたのに．友達はみんな元気に就活しているのに．

Ns　あなたのご病気は遺伝的なことが関係しているようですよ．だから，あなたの生活態度とかのせいではないと思いますよ．

　この会話で，患者さんは「なぜ私ばかり…」と発病の理由についての疑問を発し，それに対して看護師は，原因の説明をしています．しかし，患者さんは答えを聞きたいとは限りません．病気になって友人と同じように就活ができないことを憂いているようにも思えますし，あるいは友人におくれをとることに複雑な気持ちがあるのかもしれません．冒頭に「なんで」と言っていますが，看護師になにか説明を求めているのかどうかは不明です．ただ嘆きを聞いてほしいようにも思えます．嘆く患者さんに寄り添うのであれば，「病気の原因のことを考えているのですか？」「就活のことを考えているのですか？」「お見舞いにきたお友達が就職活動の話をしていたことが，なにか刺激になりましたか？」など，看護師が感じたことや疑問を率直にたずねることが会話のスタートのように思います．

B.　患者さんの問題解決を図ろうとしてしまう

　看護師は患者さんの役に立ちたいと思うあまりに，患者さんの問題を自分たちで解決しなくてはならない，と思いがちです．確かに教科書には看護師の役割として，「患者の問題解決を図る」と記してあるものもあります．

しかし，考えてみましょう．看護師の介入で解決する問題ばかりでは
ないのです．少なくとも病気の治療や経済的問題の解決は看護師にはで
きません．家族問題や心理的な問題は看護師が相談に乗り寄り添うこと
はできても，簡単に解決するものではありません．だからこそ，なんと
かしたいと思う看護師の気持ちが，つい解決を急ぐ提案になりやすいの
かもしれません．

まず，よくありそうな対応の例をみてください．

場面 9
正月に外泊するか悩む患者さん

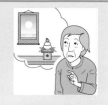

患者 もう先が長くない気がするから，こんどのお正月は家に帰っ
て過ごしたいの．でも，そうすると家族に迷惑かけることに
なるから，帰れないかな．

Ns じゃあ，ご家族にあなたがお正月を家で過ごしたいって，私た
ちから言ってあげますよ．○○さんは遠慮してるみたいだから．

看護師は患者さんのためを思って，こんな対応をすることがよくあり
ます．患者さんの心配をひとつでも解決してあげたいと思ってしまうの
ですね．でも，患者さんはなぜ自分から「正月は家で過ごしたい」と家
族に言わないで悩んでいるのでしょう．患者さんはいったい，家族にど
んな迷惑をかけると思っているのでしょう．それにいきなり看護師から
外泊の話を提案されたら，ご家族はどう思うでしょう．そもそもご家
族って何人いて，それは息子，娘，配偶者など誰なのでしょう．患者さ
んの本当のニードがよくわからないし，ニードがわかっても看護師が解
決すべき問題かどうか，あるいは看護師には解決できないかもしれませ
ん．なにが患者さんの本当の悩みなのか，よくわからないうちに解決を
急ぐと，患者さんや家族の本当の気持ちが置き去りになって，ときとし

て思わぬトラブルになることがあります．ですから，解決を急ぐよりもまず会話することが大切です．

　この場面で，以下に4つの言葉かけの例を出します．これで会話を始めてみてはいかがでしょう．

話し方の例① ～会話を進めるために～

Ns.A　先が長くないって，いつからそんなことを思っていたのですか？　そう思うのでしたら，ぜひお家でお正月過ごしたらいいと私は思いますよ．

Ns.B　ご家族って，どなたがいらっしゃるのですか？

Ns.C　ご家族はお正月の準備とかしてくださるのでしょうか？

Ns.D　ご家族に迷惑って，いったいなにを心配なさっているのですか？　食事の支度？　それともトイレにいくときとかお風呂のお手伝いでしょうか？

　いろいろな言葉で対応ができ，いろいろな会話が始まり，そして患者さんのことがいろいろわかってくるのです．

C. 看護師からのメッセージの発信が少ない

　看護師は説明をよくしますが，看護師としての，看護師自身の気持ちや考えなどはあまり話さない傾向があるようです．患者さんの前で自分の感情を表してはいけないと思っているのかもしれません．あるいは，医療職である看護師の言葉に責任の重みを感じて，正確なことしか言ってはいけないとか，強要しないよう誘導にならないようにと，気を遣いすぎているのかもしれません．しかし，患者さんは，看護師だったらどう考えるのだろう，どうするのだろう，と素朴に考えることがあります．そんなとき「私は看護師として，○○と思いますよ.」と，看護師としての意見を伝えたら双方向性のある会話になります．場面9を少

し進めてみます．

話し方の例② 〜会話を進めるために〜

（患者）こんなトイレにいくのもたいへんな体力で，お正月に家に帰
りたいなんていったら，家族に迷惑かけるわよね．あなたが
家族だったら困るでしょ？

（Ns）う〜ん，私はお正月に勤務があって一日中いっしょにはいら
れないから，悩むかもしれないです．でも，私の母親が家で
お正月迎えたいって言うなら，なんとしても希望は叶えてあ
げたいです．○○さんのご家族には，お正月に帰ることの話
はしてみたのですか？

　看護師の個人的な考え・思いを伝えることは決して悪いことではあり
ません．

　このように会話していくと，患者さんのことが次第にわかってくるの
ではないかと思います．双方向性のある会話については，第Ⅴ章でも
う少し述べたいと思います．

D. 看護師ならではの非言語的コミュニケーションもある

　看護師は患者さんへのいたわりの気持ちや，少しでも楽になってほし
い，という気持ちを，言葉ではなく，それ以外の方法で伝えることがで
きます．清拭したり，夜，寝る前に足浴したり，患者さんが涙している
ときには，黙って背中をさすったり，手を握ったりする行為のことで
す．これは看護師ならではの非言語的コミュニケーションといえるで
しょう．まさに，看護師の手を使い行為を介して，患者さんへのいたわ
りや，少しでも楽になってほしいという願いを伝えているわけです．

　心のケアの専門家である心理士や精神科医など心理療法を行う人た
ちの間では，クライエントの体に触れることは堅く禁じられており，言
葉を使って介入することが大原則です．

でも，看護師は仕事として手を握ったり，背中をさすったりして，患者さんへの関心，思いやりを伝えたり，患者さんに，言葉にはできないけれど寄り添うことができます．看護師という職種にしかできない母性的なかかわりで，非言語的コミュニケーションですから，大切にしたいものです．

しかし，それだけでは患者さんには看護師の気持ちや願いは，看護師が思うほど明確には伝わらないかもしれません．会話するのが苦手だからと非言語的なコミュニケーションだけに頼るのは，専門職の看護師としてはちょっと物足りない気がします．手を握ったり背をさすったりなどの非言語的なコミュニケーションだけでなく，会話で看護師の気持ちをキチンと患者さんに伝えれば，患者さんもなにか応えることでしょう．会話によって患者さんと看護師はお互いをもっとよく知ることができるのです．その結果，患者さんをわかることで，看護師は仕事にいっそうのやりがいを発見したり，看護の専門職性が発揮できるようになるのではないかと思います．

4.　看護師が会話で陥りやすい落とし穴

A.　傾聴はコミュニケーションといえるでしょうか

患者さんの話を，傾聴しましょう，とよくいわれます．ただ黙って耳を傾けることが大事だといわれます．確かにそういう独白に耳を傾ける場面があるかもしれません．

しかし，コミュニケーションの観点からみると，傾聴は言葉のやりとりが一方通行で，双方向性があるとはいえません．患者さんと看護師の間には交流がないに等しいのです．相手の目をみるとか，黙ってうなずくことで非言語的なコミュニケーションをしているという主張もあるかもしれませんが，うなずくだけで，看護師の意図が患者さんに本当に伝わるとは私には思えません．コミュニケーションとは言えないのです．ですから，傾聴だけでは第Ⅲ章で述べた会話の治療的な効果が発現し

にくいと考えます.

B. 説明で患者さんは安心すると思い込んでいないでしょうか

先にも述べたように，看護師はよく説明をします．ですが，たとえば不安な患者さんに説明することで，本当に患者さんは安心するでしょうか．説明は，情報のある側から乏しい側への情報伝達ですから，コミュニケーションとしてはこれも一方通行なのです．患者さんにとって情報が必要なときにはもちろん説明は大切ですが，それ以外のとき，ことに看護師が寄り添いたいとか，メンタルケアしたいという場面では役立たないでしょう．説明に終始してしまうと，理屈で相手を抑え込むとか，言い訳しているとか，看護師が距離をとって防衛的になっているような誤解を患者さんに与えかねません.

C. つい励ましたくなる

闘病中の患者さんを前に，看護師はつい励ましの言葉をかけたくなるものです．「がんばってくださいね」と言いたくなることは多く，励ましたい看護師の気持ちは大切なものです．しかし，患者さんに「がんばってください」だけでは決まり文句みたいです.

患者さん側には，看護師の善意は伝わるかもしれませんが，たとえば「がんばってくださいね」と励まされて「なにをがんばればよいのか」がわかりにくいです．「気持ちを前向きに持ってください」なのか「つらい治療を我慢してください」なのか，「がんばってください」に込められた意味がよくわからないのです．おそらく患者さんは，意味はわからなくても「はい，がんばるよ」とか「ありがとう」と適当に応じることでしょう．それでは意思疎通というよりは表面的なやりとりになってしまうでしょう.

「がんばってください」，という励ましは，看護師が患者さんに「がんばってほしい」という期待を伝えているということなのですが，コミュニケーションの観点からみると，看護師から一方的な期待を伝えている

ことになりますから，双方向性に問題があります．励まし続けるのは，よい自然な会話とは言い難いと考えます．

　しかし，患者さんに療養をがんばってほしい気持ち，つい励ましたい気持ち，というのは看護師にはあるものです．そんなときはどうしたらよいでしょうか．話しかけの例を2つあげます．

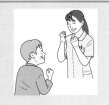

場面 10
患者さんを励ましたいとき

話し方の一例 ～会話を進めるために～

Ns.A　私，○○さんには，がんばってほしい，って思っています．

Ns.B　私，ついがんばってと言いたくなります．

　このように，看護師である私はあなたに対してがんばってほしいという気持ちがあるということを伝えたらよいと思います．「がんばって」と言いたいときは，ちょっと工夫して，看護師の気持ちを伝えるような表現が大切です．「私 (I) はこう思う」「私は (I) はそう考える」「私は○○してほしい」など，主語を明確にした英語表現にならった伝え方をアイ (I) メッセージといいます．日本語の習慣として，「私は」を省略することが多いのですが，一般的かつ一方的な「がんばってくださいね」よりも，看護師の気持ちがきちんと伝わります．

D. アセスメントしなくてはという焦り

　看護師は問題解決思考の訓練を学生のころから受けています．これは大切なことですが，看護師には問題解決だけではなく，患者さんに寄り添うという，隠れた，しかし大きな役割があります．

問題解決のために情報取集するというのが，看護師の大きな仕事であることに疑問はありませんが，情報収集だけに熱心になると，看護師にとって必要と思われる話にだけ気を取られてしまいがちです．患者さんの立場で，なぜ聞かれているのか納得できない質問が続くと，一方的な尋問のように感じられるかもしれません．これでは看護師ががんばればがんばるほど寄り添うことが難しくなりそうです．

　まず，看護師の情報収集が中心の会話例をみてください．

場面 11
退院に向けて家族のサポート力を評価したいとき

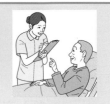

> **Ns** ご退院が近いので，ご家族のことを確認させてくださいね．

> **患者** はい

> **Ns** まず，同居しているご家族はどなたですか？

> **患者** 妻と妻の母です．

> **Ns** 奥さまとお義母さんはおいくつですか？

> **患者** 妻は58歳，義母は86歳です．

> **Ns** 奥さまはお仕事していらっしゃいますか？

> **患者** パートタイマーしています．

> **Ns** 松葉づえを使っての退院生活で，どなたがお手伝いしてくださいますか？

> **患者** 家のなかの移動とかは自分でできるので問題ないです．

　情報を集めることに主眼が置かれると，質問項目を読みあげるようなやりとりになりがちです．これだと，患者さんと看護師の交流にはなっていないので，寄り添うとはいえません．でも会話し交流しながらでも情報収集はできるものです．

話し方の一例 〜会話を進めるために〜

Ns　ご退院が近いので，お家でどのくらいご家族が手助けしてくださるのか確認させてくださいね．

患者　はい

Ns　○○さんがご退院になったら，なにか心配なことがありますか？

患者　まだ松葉づえだけど，家のなかを動くのは問題ないと思う．ただ，今回糖尿病がわかって，制限のある食事をどうしようかと思って．

Ns　一日 1,800kcal でしたね．調理が難しいですか？　どなたがお料理なさるのかしら？　ご自分で？

患者　そうだね〜．家にいる間はなんとかなると思うんだけど，職場復帰したあと，どうしたらいいかなと思って．昼にラーメンとかかつ丼とかばかり食べてたからね．

Ns　なるほど〜．復職後が心配ですね．でもとりあえず，退院後の食事は大丈夫ですか？　ご家族と相談しましたか？

患者　いや，話してない．妻はパートタイマーだけど，義母が要介護3なんで，これ以上，妻にあまり負担かけたくないんだ．仕事に戻ったあとのこともあるから，復職する前，家にいる間に自分で料理とか栄養のこと少しやってみようかと考えてるんだ．

看護師が患者さんに質問するときに，例のように双方向性のある会話をしながら情報収集すると，患者さん自身がいろいろ語るようになり，短時間の間に多くの情報が入ってきます．アセスメントを急ぐあまりに一方的に質問紙を読みあげるような問いかけでは，かえって情報収集や患者さんの問題の見極めに時間がかかったりするものです．

　以上，述べてきたような落とし穴に陥らずに，患者さんとの間で双方向の会話が増えると，患者さんと看護師の相互理解が進みます．そのことが患者さんの問題解決や心理的に寄り添ってもらえているという安心感・信頼感につながり，看護師は患者さんのことが理解できると専門性を生かして患者のニードに即した適切なケアを提案できるようになります．会話することで見えてくる患者さんの日常生活情報により，アセスメントが自然と進み，ケアが現実的になると，それは結果的に看護師の労力削減や仕事への満足度にもつながると思います．自然な会話の力は大きいのです．

文献
1)　桐谷逸夫：桐谷夫妻の一期一絵 ― アメリカ人妻との 30年―．読売新聞，1月24日，14版，2012

第 V 章

双方向性のある会話は，どうしたらうまくできるでしょう

今までの章でのいくつかの会話例をお読みいただき，これは特別な技法というよりは，自然な会話であることにお気づきいただけたと思います．自然な会話つまり双方向性のある会話は慣れればそんなに難しいものではありません．

　この章では，自然な会話に慣れるための，いくつかのポイントについて述べたいと思います．

1. まずは言葉のキャッチボールを心がけること

A. ひとつひとつのメッセージにひとつひとつ応える

　自然な会話，つまり双方向性のある会話のためには，まず言葉のキャッチボールを想像していただいたらよいと思います．相手からくるメッセージ（言葉，話題）をボールだとしますと，そのボールを受け取って投げ返すのがキャッチボールです．大切なのは，ひとつのボールを受け取ったら，そのボールをきちんと投げ返すことです．患者さんは，一度にいくつものボール，つまりいくつもの話題を投げてくることがよくあります．看護師は得てしてその複数のボール（話題）に一度に全部応えようとしてしまいがちで，そうなると看護師が一方的に長々と話すことになりやすいのです．大切なのは，ひとつのボールにはひとつのボールを投げ返し，看護師が返したボールにさらに患者さんがボールを返球できるように心がけることです．看護師がボールを返すときには，相手が投げ返せるボールにします．一度のやりとりで全部の話題に応える必要はなのです．第Ⅳ章の場面9をもう一度みてみましょう．

場面 9 （2回目）
正月に外泊するか悩む患者さん

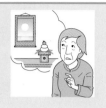

（患者）　私，もう命が長くない気がするから，今度のお正月には家に帰って過ごしたい．でも，そうすると家族に迷惑かけることになるから，帰れないかな．

　ここには実は3つのメッセージがあります．①命が長くない気がする，②お正月に家に帰って過ごしたい，③家族に迷惑かける，これに対して，あなただったら，どう答えるでしょう．前章で，問題解決を急がないようにするのが大切，と述べましたから，「私が家に帰ることについてご家族にお話ししてみますよ.」という一方的な提案は，論外とします．で，この3つのボール（話題）のキャッチボールすることを考えるのです．会話の進め方は看護師のボール（話題）の受け止め方によって異なってよいので，どの話題を取りあげるべきという規則はありません．
　たとえば，まず①「命が長くない気がする」に対応する例をあげます．

話し方の例① ～会話を進めるために～

（Ns.A）　そんな風に思っていらしたんですか．今日，はじめてうかがいます．そんな風に思っていらっしゃるとは知りませんでした．

（Ns.B）　いつからもう先が短いって思うようになったのですか？

（Ns.C）　○○さんが，命が長くない，ってご自分でおっしゃると，なんだか私，悲しくなります．

　看護師によって，いろいろな返答があることでしょう．死に向かう気

持ちについて話すなど，しみじみした会話になりそうです．

　②「お正月に家に帰って過ごしたい」に対応する例をあげます．

話し方の例② ～会話を進めるために～

（Ns.D）　お正月をお家で過ごすのは，やっぱりいいですよね．私は賛
　　　　成ですよ．

（Ns.E）　私もそれがいいと思いますよ．病院でもおせち料理が出るけ
　　　　ど，やっぱりお家の味がいいのじゃないかしら．

（Ns.F）　ご家族にはお正月には帰りたいというお気持ちをお話してみ
　　　　たのですか？

（Ns.G）　お家のお正月というと，○○さんがつくるお雑煮は，どんな
　　　　風ですか？　みそ仕立て？　そういえば，○○さんのご出身
　　　　はどちらでしたか？　郷土の味のお正月料理にはどんなのが
　　　　あるんでしょう？

　いろいろな対応があります．Ns.G のように，お家のお正月風景を話
題にしてみてもよいのです．「家に帰りたい」という話題を回避している
と思うかもしれませんが，こんな会話からは患者さんのお家でのいつも
の正月風景などが話題になり，話がはずむかもしれません．楽しい会話
はいつでもよいもので，患者さんを笑顔にします．そんな会話を通じて
患者さんにとっては思いがけずライフレビューに，看護師にとっては患
者さんの背景を知るきっかけになり，帰りたいという気持ちの話題が出
てきたり，あるいは話題が思わぬ方向に発展するのが会話のおもしろさ
でもあります．看護師が「帰りたい」という話題を取り扱いそこなった
と思うのであれば，あとからもう一度，Ns.E，Ns.F のようなボールを
投げてみたらよいのです．

③「家族に迷惑かける」に対応する例をあげます．

話し方の例③ 〜会話を進めるために〜

Ns.H　ご家族というと，お正月にはお家にどなたがいらっしゃるのですか？

Ns.I　ご家族に迷惑かけるっておっしゃるけど，どんなことがご心配ですか？

Ns.J　迷惑かけることを気になさるとは，ご家族に結構気を遣っていらっしゃるのでしょうか．どなたに迷惑だと思うのですか？

　こんな問いかけからやりとりが始まると，患者さんが誰に対して，なにを心配しているのか，具体的な心配が話題になってくるでしょう．

　このように①，②，③の，どのボールに対して，どのように答えてもよいのです．大事なのは，3つのボールが投げられているからと一度に応えるのではなく，ひとつひとつに丁寧に答えることです．看護師はつい問題解決を急いで，まとめて応えようとしてしまいがちです．

　患者さんからのボールひとつひとつに応えるのでは，残りのボールにきちんと答えられない，と，不満や焦りを感じるでしょうか．他のボールに応えないのではなく，気になる話題にはあとから追って答えればよいのです．

　このようなときは話題を変えることになりますから，「ところで」「先ほどの話ですが」のように接続詞などを使って，看護師が気になる話題を提案してみるのです．いきなり話題を変えると，患者さんはそれまでの話を無視されたように感じてしまいますが，接続詞を使うことで，自分の話を丁寧に扱ってもらっていることがわかります．あるいは「さっきの話が気になるので，話していいですか？」「先ほどの話は大事だと思うので，もう少しお聞きしてもいいですか？」と，看護師が率直に別の話題を気にしていると伝えれば，より患者さんにわかりやすいでしょう．

前の話題に戻るときは，ちょっと丁寧に接続詞を使ってみましょう．

話し方の例④ 〜会話を進めるために〜

Ns.K お正月はご自宅で過ごせたらと考えていらしたのですね．**ところで**，ご家族って，どなたがお正月にはいらっしゃるのですか？

患者 いつもは主人だけよ．でも息子夫婦が3歳の孫つれて帰ってくるの．

Ns.K まあ，かわいいお孫さんに会えるいい機会なのですね．3歳って本当にかわいいさかりでしょ？

患者 そうなの．これが最後かもしれないから会いたいのよ．再来年のお正月に自分が生きているとは思えないから．

Ns.K 最後っておっしゃるのを聞くと，悲しくなります．**ところで，さっき迷惑かけるっておっしゃったけど**，どんなことがご家族の迷惑になりそうって思っていらっしゃるのですか？

患者 だって，私，トイレにいくにもふらふらして支えてもらわなくちゃならないのよ．嫁には頼めないし，主人に夜中に起きてもらうことになるのかしら．主人だって年だからあんまり面倒かけたくないわ．

　こうして言葉のキャッチボールをしていくと，患者さんが家に帰ってどのような状況になるかがだんだんと具体的に考えられるようになると，次に疑問・質問が湧いてきます．夫も病身とか高齢で患者さんの介護するほどの体力がないのかしら？　息子さんやお嫁さんには本当に頼めないのでしょうか？　など．

　以上，この「正月に外泊するか悩む患者さん」の場面例で述べたように，患者さんから複数のボールが投げられているときに，あなたの言葉で，あなたのやり方で，ひとつひとつのボールに返球するように心がけたらよいと思います．

　しかし，言葉のキャッチボールのようでいて，キャッチボールにならないこともあります．

場面 12
あなただったらどうする？　と聞かれたとき

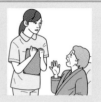

患者　お正月に家に帰りたいのだけど，こんな体調でしょ？　家族に迷惑かけるかと心配で．あなただったら<u>どうなさる？</u>

Ns　私だったら，もちろん帰ります！

　この会話では返球して終わりで，会話が続かずに終わってしまいます．自然な会話のことを言葉のキャッチボールというのは，相手からのボール（話題）を一度受け止めてから，それに対する自分の気持ちや考えを，相手から投げ返してもらうために返すからです．テニスや卓球のように，鋭いボールを反射的に打ち返しては，会話は続きません．
　この会話のように「看護師が患者だったら家に帰るかどうか」に対して，「私なら帰ります」と答えるだけでは，患者さんは「そうですか」と思うだけで，返事が難しくなりそうです．会話が途切れないように相手が返球できるようにボールを投げて会話を続けましょう．

話し方の例① 〜会話を進めるために〜

Ns.A　私だったらもちろん帰りますけど，○○さんはどうされたいのですか？

Ns.B　私が○○さんの立場だったら，家に帰りたいです．だから○○さんもほんとうは帰りたいのではないかとつい勝手に考えてしまいました．もしそうだったら，○○さんはなにを心配していらっしゃるのですか？

これで，会話，言葉のキャッチボールが始まりそうですね.

B. 大切なアイ・メッセージ ―自分の気持ちや考えを伝えること―

　ひとつの話題に対してひとつのボールを返す，という言葉のキャッチ
ボールが自然な会話になるのですが，これを案外難しく感じる方がい
らっしゃるかもしれません. 患者さんからのメッセージのボールを受け
止めたときに，看護師は自分がなにを感じなにを考えたのかを自覚して
いれば簡単なのですが，看護師は案外自分の気持ちに気がついていない
みたいです. 看護師の返答はマニュアルに沿った返答でも，定型的なテ
ンプレートでもなく，対応している看護師の個性によって違って当然
で，患者さんの個性と看護師の個性の相互作用があって，お互いを知っ
ていくという，人と人の会話になるのです. いつも正しくあらねばと
か，感情を出してはいけないからと自制心で硬くなっていると，つい，
「どう答えるべきか」と考えてしまいがちになります.

　私は，看護師が人として患者さんに寄り添うことが，結果的に患者
さんを力づける，エンパワーすることにつながると考えており，それに
は会話が不可欠です. 会話の重要性は看護師だけでなく教師やケース
ワーカーなど，人と人のかかわりが求められる職種に共通していること
です. それぞれの職業の役割は違っていても，会話のなかではマニュア
ルではない人と人のかかわりがあり，そのかかわりは自分にも相手にも
影響を及ぼし，双方が成長していくのです.

　自然な会話のために，看護師が自分の感情や考えや意見を抑えるの
ではなく，一般論やあるべき論による会話の技法でもなく，自分の感情
や考えや意見を自覚して適切に相手に伝えると，これが自然な会話すな
わち言葉のキャッチボールになります. 前章の場面 10 でも少しは触れ
ましたが,「アイ・メッセージ」，つまり「私は～思う」「私は～感じた」
「私は～考える」を心がけると，あなたの考えや気持ちがメッセージとし
て相手に伝わり，双方向性のある会話になります. ただ，日本語ではア
イ (I) つまり「私は～」を会話のなかでは省略することが多いので,「私」
の連発が不自然なら，以下の例のように省略して構わないのです.

話し方の例② ～会話を進めるために～

Ns.C　私だったら，（私は）家に帰りたいから，なんとか家族に頼んでみるかしら．

Ns.D　（私は）迷惑になりそうなことがなにかを，もう少し考えてみます．（私が）自分でいろいろ考えてみたら，なんとかできそうかと思えるかもしれないし，そうじゃなければ家族になにを手伝ってもらったらいいか，わかりますし．

　　看護師が会話は苦手とか，コミュニケーションが下手，というのをよく聞きますが，看護師は患者さん側の話をよく聞いています．実は看護師は自分の気持ちや考え，意思を伝えることが苦手なのではないでしょうか．

C. 会話の目的は相手を知ること

　　会話・（対話・コミュニケーション）の目的は，お互いを知ること，これに尽きます．本来は患者さんをエンパワーする力のあるこの自然な会話を，指導・教育・心理療法など専門的アプローチと混同してしまうと，会話の力が発揮できなくなるのは残念なことです．会話の力というのは，寄り添っている看護師という人の力なのかもしれないのです．患者さんがなにを考え，なにを心配し，なにを喜んでいるのか，どうしようと思っているのか，それに対して看護師が看護師としてなにを考え，なにを感じ，なにを心配し，どうしようと思っているのか，そんな会話のやりとりから，2人の人の間に相互作用が生まれ，お互いのことがお互いにわかってくると，なにか大きな効果が起こるみたいです．

　　看護では，患者さんの人生を知るとか，人生観を知るとか，死生観を知ることが大切と，よくいわれます．そのとおりなのですけど，そのために看護師が難しい用語を使って一方的にたずねても患者さんには答えにくいことがよくあります．たとえば「あなたはどんな死生観をお持ちですか？」「死をどんな風に考えますか？」などとたずねても，なにをどう答えてよいのか困惑する患者さんは少なくないと思います．死生

観，死などは日常会話ではあまり使わない用語なのです．看護師も人生観・死生観などを，どのようにたずねればよいのか困っていないでしょうか．けれども，普段のなに気ない会話，つまり日常語の会話を続けて，その人をよく知ることになると，自然に人生観がわかってくることが多いものです．

　非日常的な用語を，どのような日常語で話せるか，これも会話の技量になってくるのです．この技を専門職として磨いていきましょう．

2. 看護師が患者さんのことをわかるとは

　患者さんのことをわかるとは，どういうことでしょうか．患者さんの心の内を知ればよいのでしょうか．でも，看護師は心理の専門家ではありません．

A. 患者さんに寄り添うにはどんな情報が必要でしょう

　看護師は患者さんに対して，身体的・心理的・社会的側面からアプローチするといわれます．総合病院・一般病院では，患者さんは身体的問題を抱えているのですから，既往歴・現病歴・検査結果から患者さんの身体的側面を理解することは当然なので，ここでは触れません．では心理的・社会的に患者さんをわかることとは，どういうことでしょう．たとえば心理テストをしたら患者さんの心理面がわかるでしょうか．うつや適応障害の心理テスト，性格傾向の心理テスト，怒りの表出に関する心理テスト，自殺傾向のテストなどいろいろあり，テストの結果をみて，なるほど，と思うことはあるかもしれませんが，患者さん自身が気づいていない自分が結果に表れているのかもしれません．また，家族構成や職業を聞いたら社会的側面が理解できるでしょうか．

　テストや質問紙の情報で患者さんのことがわかった気がしても，患者さんは看護師から自分がどのように理解されているのかはわかりませんから，まるでマジックミラーの外から患者さんをみているようなもの

で，これでは一方通行です．心理テストの結果や質問紙の情報を一方的に知ることがかえって先入観となり，患者さんに近づきにくくなるかもしれません．

　では，診療の補助と療養上の世話（日常生活の援助）が生業の看護師にとって，患者さんに寄り添うことが患者さんのエンパワーにつながるとしたら，どのような情報が寄り添うことに役立つのでしょうか．

B. 日常生活を知ることが，患者さんをわかること

　看護師にとっての，人のわかり方，それは患者さんの日常生活を知ることです[1]．日常生活のなかの患者さんの好み，習慣，日課，そういう雑多な情報から，患者さんの社会背景，家族関係，そして気持ちや考え方が見えてくるものです．患者さんがどのような日常生活を送っているかがわかってくると，看護師は相手のことが少しわかったように思えてくることでしょう．日常生活の情報は看護師にとってはどんな心理テストよりも，患者理解に必要なのです．患者さんの日常生活の理解があってこそ，病気を抱えた患者さんへの療養の支援や教育的かかわりを具体的にすることができるようになります．反対に患者さんの日常生活を知らなければ，様々な療養の支援は，ただパンフレットを読みあげるだけ，それこそマニュアルで終わってしまい，それでは個別性のある対応ができないのです．もちろんご自分で療養生活を管理できる患者さんもいらっしゃいますが，そうではない方に対して看護師は個別的なケアの提供や，ケア計画の提案が求められます．

　患者さんのありようは，すべて日常生活に表れていると考えてよいでしょう．療養中の日常生活への支援が看護師の大きな仕事であるとしたら，日常生活を知ることは看護師が知るべき情報の基盤になるのです．

　では，日常生活を，どのように知ったらよいのでしょう．これも質問紙だけではリアリティのある情報にはなりにくいです．たとえば，患者さんの朝食場面を考えてみます．朝食を誰がつくるのか（ご自分でしょうか，ご家族でしょうか），どこで食べるのか（家のダイニングキッチンでしょうか，出勤途上のファストフードでしょうか），誰と食べるのか

（一人でしょうか，朝食だけが家族いっしょなのでしょうか）などなど，いろいろな情報があります．ですから，患者さんが朝食を食べる状況を想像してみたときに映像が頭に浮かぶようなわかり方をお勧めします．そうすると患者さんの日課や職業や家事能力や家族関係など，いろいろなことがわかってくるはずです．映像が頭に浮かぶように話を聞いていくと，さらにいろいろな疑問が看護師の頭に浮かんでくることでしょう．たとえば，4人家族なのに朝食がばらばらだとしたら，家族はそれぞれみんな忙しいのかしら，家族で話す時間はいつかしら，いつもほとんど話はしないのかしら，気持ちがばらばらなのかしら，病気のことは話しているのかしら，患者さんは家族に自分の病状を話さないつもりかしら，など．映像のように浮かんでくるような日常生活風景から，患者さんの気持ちや家族関係への素朴な疑問・質問につながっていき，それが看護にとって必要な活きた情報となり，結果として患者さんへの個別的なアプローチにつながります．看護師にとっての患者さんのわかり方の基本は，心を理解することではなく，日常生活を知ることなのです．患者さんの側からすれば，日常生活を知ってくれることで，看護師が自分を知ってくれていると思えるのではないでしょうか．

3. 看護師の会話とナラティヴ・アプローチ

　　今まで看護師が患者さんに寄り添うためには，双方向性のある会話と，日常生活を知ることが重要であると述べてきました．ここでもう一度看護師の会話に話題を戻します．多くの看護師は，「会話が重要なのです」「会話が患者をエンパワーするのです」というだけでは，専門性に乏しいとか，学問的でない，説得力に乏しいと物足りなさを感じるかもしれません．あるいは会話の効果に半信半疑で人には伝えられないかもしれません．自分たちの仕事について看護師以外の人々にもわかるように説明するのは看護師の仕事ですが，なにしろ第Ⅱ章で述べたようにあいまいさが看護の特徴ですから，すっきりとした説明が難しいのは無理のないことかもしれないのです．しかし，それであきらめるわけには

いきません．どのように説明したら看護師の会話の力を理解・納得してもらえるのかを考えてみましょう．

　看護師の会話の力・効果を説明できるのは，看護師です．しかし，説明するには今までの看護の知識の積み重ねがまだ乏しいように私は感じてきました．看護では今までは，心理学や社会学，医学など他の学問領域の理論や知識を学び実践することが，学問的な取り組みであると考えてきたように思います．実際，看護師はよく勉強しますが，そうとはいえ，他の学問領域に頼りすぎていなかったでしょうか．

　ナラティヴ・アプローチをみなさんはお聞きになったことがあるでしょうか．私はこのナラティヴ・アプローチが看護師の会話の力を説明するのに，役立つと考えています．私たちがナラティヴ・アプローチを心理学の領域から直輸入するのではありません．ナラティヴ・アプローチを学んでそのまま看護の臨床現場で実践したら直輸入になってしまいますが，そうではなく，もう少し丁寧に既存の理論を看護に活用したいのです．ナラティヴ・アプローチでいわれていることは，私たち看護師が積み重ねてきた知見，つまり会話の力と重なることが多いのです．そこで，看護における会話の重要性を述べるときの根拠として既存のナラティヴ・アプローチの理論を引用することを提案したいと思います．

A. ナラティヴ・アプローチとは

　ここでナラティヴ・アプローチを紹介します．

　ナラティヴ（narrative）には物語，話術とか物語的（英和大辞典，研究社）[2] という意味があります．ですから患者さんの物語を大切にするアプローチといえるでしょう．現在主流の心理療法は，患者さんの情報を集め，分析し，患者さんの言葉や行動の意味を推察し，患者さんとその妥当性を確認しながら洞察を深めていくという，専門家的視点に立脚したアプローチですが，ナラティヴ・アプローチは患者さんの物語を大切にするというまったく反対のアプローチなのです．看護にも患者さんの物語を引き出すアプローチとしてすでに紹介されているので，ご存じの方も多いでしょう．なお，ナラティヴ・メディスンという用語もありま

す．これは患者さんの視点・意思を反映するという点で，患者中心の医療の理念を示していますが，ナラティヴ・アプローチの理論とは直接は関係ありません．

　ナラティヴ・アプローチが看護に紹介されたとき，実は大事な点が見過ごされたと思います．患者さんの物語を重視することはそのとおりなのですが，患者さんの物語を引き出すには，会話（対話）が必要だという点が十分に伝えられなかったようです．看護に紹介されたナラティヴ・アプローチでは患者さんの話を傾聴することが重視されているようですが，患者さんの本当の物語は傾聴するだけではなかなか出てこないことが多いのです．なぜなら傾聴には双方向性がなく一方通行なので，会話の持つ力は発揮されないのです．患者さんの話を引き出すには会話の進め方つまり患者さんの相手である看護師の対応が重要なカギになることが，今まで見落とされていたようです．傾聴ではなく会話（対話）の進め方こそがナラティヴ・アプローチの大きな特徴なのです．

B. ナラティヴ・アプローチが適した職種

　ナラティヴ・アプローチはもともと心理療法の世界で編み出されたのですが，従来の伝統的な専門家視点のアプローチとはまったく異なったものです．そのため臨床でこのアプローチを使って治療をする精神科医や心理士はむしろ少数派のようで，ナラティヴ・アプローチを実践しているのは，ケースワーカーや，ホスピスなどで患者さんの話を聞く牧師・僧侶が多いです．ケースワーカーや僧侶・牧師は，患者さんから精神療法・心理療法を求められて治療を行うのではありませんが，生の患者さんの相談に乗ったり，悩みを聞く人たちです．

　看護師も，患者さんの精神的な不調の治療をするのではなく，医師の診療補助や療養上の世話をしながら悩みに寄り添い，話を聞くという点で，ケースワーカーやホスピスの牧師・僧侶の方々と共通点があるように思います．精神的問題の治療のためではなく，潜在的にケアを欲している人々と話をするときに効果的なのがナラティヴ・アプローチといってもよいでしょう．ケースワークの領域ではナラティヴ・アプロー

チを積極的に取り入れているようですが，その領域においてもこのアプローチに専門性があるか否か，とか，傾聴とは違うのかなどの論議があるようです．看護界と同じです．しかし，それでもこのアプローチを用いることによって様々な困難事例に対応して実績を積みあげています[3]．きっと看護でも同じような疑問や論議を重ねながら，その効果が発揮できるようになるのだと思います．

C. ナラティヴ・アプローチの特徴

　ナラティヴ・アプローチの3つの特徴について，ごく簡単に説明します．この特徴を理解すると，看護師の自然な会話がナラティヴ・アプローチにとても近いことに気づくと思います．

1) 問題の外在化

　ナラティヴ・アプローチの第1の特徴は問題の外在化です．これは，患者さんの問題を専門家が原因追及し解決するのではなく，患者さんと治療者が問題を問題として取りあげて話し合うべきものだとする考え方です．問題が患者さんの内にある（内在化）とすると，専門家が解決してあげることになりますが，外在化は患者さんの問題は患者さんの外にあると考えるので，専門家と患者さんが話し合える問題であり話すべき問題になります．具体的には，患者さんの問題を言葉によって両者で話し合うことが，外在化ということになるのです[4]．ですから外在化のためには会話・対話が不可欠です．今までの看護では，患者さんの問題は患者さんの内にあるので，私たちは専門家として情報を収集し，原因を探求し分析し，対処方法を検討する，という専門家としての問題解決のプロセスを大切にしてきましたが，それに比べると大きく違うのです．

　たとえば，患者さんが沈んでいるように見えた場合，看護師はその原因，たとえば深刻な病気の宣告があったとか，治療の延長によって，家庭の経済状態の悪化が深刻になったのではないか，など，原因を探索することが多いものです．しかし，専門家として推察するのではなく，問題そのものについてまず患者さんと話し合うことが外在化になります．

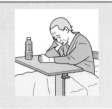

場面 13
落ち込んでいるように見える患者さん

話し方の一例 〜会話を進めるために〜

Ns 落ち込んでいるように見えますが，そんなご気分ですか？

患者 気持ちが沈む.

Ns 気持ちが沈むようになって，どんな困りごとが出てきましたか？

患者 夜，眠れないんだよ. 食欲もないし.

Ns 今までそんな風には見えませんでした. いつ頃から困っていたのですか？

　この会話のように，「気持ちが沈む」原因の探索ではなく，「気持ちが沈むこと」そのものについて話を進めていくのです. そうすると気持ちが沈む原因ではなく，気持ちが沈むことによる患者さんの本当の問題が明らかになってきます.

2) 無知のアプローチ
　ナラティヴ・アプローチの第2の特徴である無知のアプローチとは，「患者さんのことは本人でなければわからないので，患者さんに教えてもらう」という姿勢で話を聞くということです[5]. ただうなずきながら無言で聞く（傾聴）のではなく，双方向性のある会話を続けていくことが重要なのです. 患者さんの話を，言葉のキャッチボールをしながら無心に聞くのが技術といえば技術といえるでしょう. 看護師にとって，言葉のキャッチボールが続かなくなるのは，患者さんの話を聞くときではなく，自分の意見・考えを相手に伝えるのが難しいときのようです. ま

た，患者さんのことをわかったつもりになってしまうと質問することがなくなってしまいますから，この場合にも会話が途切れます．でも本当はまだまだわからないことはたくさんあるはずです．会話の上手下手は，どれだけ質問を見つけ出すことができるかにかかっているといわれ，これを治療的質問といいます[6]．こういうと難しく聞こえますが，患者さんの話を聞いて，自然に看護師の気持ちのなかに湧き上がってくる素朴な疑問を大切にすることだといってもよいでしょう．

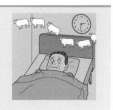

場面 14
眠れない患者さんとの会話

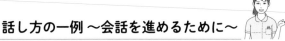

話し方の一例 ～会話を進めるために～

Ns いつからそんなに眠れなかったのですか？

患者 1週間前くらいかな．

Ns 誰かに眠れないってこと，相談したのでしょうか．ご家族とか，主治医とか．

患者 それが言えれば苦労はないよ．先生に言っても薬くれるだけかもしれないし．

Ns 1週間前って，治療方針の話があってからかしら．

患者 そうだね．

Ns もしかして，治療方針の話って，眠れなくなったことと関係ありますか？

　この会話はとりあえずここで打ち切りますが，みなさんはこのあと，

どれだけ質問・会話を続けられそうですか？

3) オルタナティヴ・ストーリー

　患者さんのことは患者さんにしかわからないから教えてもらうという無知のアプローチの姿勢で，言葉のキャッチボールを繰り返していると，話が思わぬ方法に進んだり，患者さんが自分の悩みと思っていたのとは，まったく別の話が語られたりするようになってきます．これがオルタナティヴ・ストーリーです．オルタナティブ（alternative）とは「別の」「代替の」といった意味があります．こうした話が出てくるのが，ナラティヴ・アプローチの第3の特徴です[7]．ナラティヴ・アプローチのだいご味といってもよいでしょう．自分がそれまで悩みだと思っていたこと・考えていたこととは違うストーリー（話・物語）が自然と出てくるのです．その結果，今までの問題が解消するともいわれます．第Ⅲ章で会話の不思議な効果について書きましたが，まさにそれに通じるものです．

　場面14の会話を続けます．

話し方の一例つづき 〜会話を進めるために〜

> **Ns**　もしかして，治療方針の話って，眠れなくなったことと関係ありそうですか？

> **患者**　もちろんだよ．僕の場合，なかなか治療法がないらしい．大問題だよ．

> **Ns**　そんなたいへんな話，ご家族にお伝えしてあるのですか？

> **患者**　言えるわけないじゃない．

> **Ns**　だって，ご家族ですよ，いろいろ相談することがあるのではないかと私はつい考えてしまいますけど．ご病気や治療のことはたいへんなことだと思いますから，一人で抱えずにご家族に聞いていただくことは考えないのですか？

患者　家内も仕事で忙しくって，息子は受験だし，今まで忙しさで頭いっぱいで，家族で話をすることなんか，なかった．

Ns　そうでしたか．ご家族と仲が悪いわけではないのでしょうけど，みなさんが忙しすぎたのですね？…

患者　というか…僕の場合，治療法がないっていっても，すぐ死ぬわけじゃないって．それはそれで納得したよ．でも，家内とは今までまともな話なんかしないで亭主関白してきたから，こんなとき，どんな顔して話すればいいのかと思ってね．

Ns　どんな顔って，どういうことですか？

患者　今まで一方的に僕が偉ぶってなんでも決めてきた．なのにこれから家内に面倒かけ，世話してもらうのかな…それをお願いすることになるのかな…．

Ns　うーん，それはもしかして○○さんのプライドがゆるさないということですか？

患者　うーん，そうかもしれないし，ちょっと違うのかもしれないし，よくわからない．でも家内と話をするということが今の僕の一番の問題かもしれないって，今気がついたよ．ちょっと自分で考えてみることにする．

　この会話では，当初は患者さんの不眠の理由は，医師からの病状説明による不安ではないかと，患者さん自身も看護師もなんとなく考えているようです．しかし，会話していくうちに，病状にはそれなりに納得していること，むしろ妻との関係のことが気になっていることが明らかになっていきます．このようにして医師から治癒が難しいと告げられた不安が不眠の原因だと早合点していては見えてこない，患者さんのリアルな悩みが語られてくるのです．

　患者さんは病気になると，いやでも人生や今までの生活のことを考えざるを得なくなります．看護師は患者さんの重要な局面のときにそばに

いる存在ですから，看護師が話し相手になるということは，それだけで
ケアになるのではないでしょうか．なに気ない看護師との会話やそのな
かでの素朴な疑問・質問によって，患者さんの本当の悩みや気持ちが明
らかになっていくと，患者さんの獏とした不安は，今まで考えてもみな
かった具体的な問題にかわっていくのです．これはまさにナラティヴ・
アプローチを実践しているのと同じことだと考えられます．

　この章の最後にナラティヴ・アプローチ的な会話を行った事例を紹介
します．最初に問題と思われたことが，会話が進むにつれてそれほどの
問題ではなく，別の問題が浮かび上がってきた事例です．この事例の会
話では，看護師が感じたこと考えたことをそのまま質問で投げかけてい
ます．特になにか意図したわけではありません．それをわかりやすくす
るために，看護師が感じたこと考えたことを括弧内に記しました．アセ
スメントではなく，感じたこと，考えたことをそのまま言葉にして会話
していることがおわかりいただけると思います．

　みなさんは，患者さんの発する言葉をどのように受け止めてどのような
言葉を返すでしょう．それを考えながらお読みいただければと思います．

事 例

「死ぬことばかり考え，原因不明の身体症状を訴えていた脳腫瘍術後患者」（がん看護 26 (2): 179-181, 2021 より再掲）

　患者：64 歳女性．脳腫瘍
　経過：患者は 3 ヵ月前に左目の奥が痛くなり，眼科受診した結
果，眼精疲労との診断で点眼薬を処方された．しかし，症状は改
善せず，1 ヵ月後には眼球が突出してきたため再度受診し，専門医
療機関を紹介されて悪性脳腫瘍との診断がついた．治療として開
頭術を行い腫瘍切除した．術後は，左眼瞼の開閉ができなくなっ
たが，他の運動障害や思考障害など後遺症はまったくなく経過順
調で退院した．
　ところが，退院後に食欲不振，めまい，脱力感が強くなり，自

宅で寝ていることが多くなった．主治医の外来診察では異常はないとされ，また，症状のため夜間の救急外来を数回受診し検査を受けたが，やはり身体症状の原因となるような異常は発見されなかった．そのため，主治医は精神的問題による症状の可能性を考えたが，患者自身は言われたことの意味がわからないようだった．

主治医からの紹介で外来受診の折に看護師が話を聞くことになった．看護師には上記の情報しかなかったので，まず患者の困りごとをたずねることから会話が始まった．

| Ns | どうなさったのですか？　なににお困りですか？ |

| 患者 | もう死ぬことばかり考えて…あとどのくらい生きられるかとそればかり考えています
（話のはじめから涙をほろほろ流す） |

| Ns | （お気の毒なことだわ．でも予後まで先生が話したのかしら？）
そうでしたか，こういう病気になると，死ぬことを考えたりするのですね….　先生からあとどのくらい生きられるとか，そんなお話があったのですか？ |

| 患者 | いえ，先生からはありません．でも私が勝手にあと３ヵ月とか半年くらいかと思っているんです．（涙） |

| Ns | （あら，では残された時間は患者さんの思い込みなんだ．残された時間について，ご家族にも話しているのかしら）
そんなたいへんなお話をご家族ともなさるのですか？ |

| 患者 | （目頭を押さえながら）
主人は飲む，うつ，買う，という家事などなにもできない，家のことは顧みない，話のできない人です． |

| Ns | （ご主人はあまり助けてくださらない方のようだわ．では退院後の日常生活はどうしていたのかしら）まあ…では退院後，ご自宅ではお食事の準備とか，どうなさっていたのですか？ |

| 患者 | 一応主人がコンビニとかでお弁当買ってくるんです．でもどうせ私が残すだろうからって，自分の分は買ってこないんです． |

| Ns | （コンビニでお弁当を買ってきてくれるんだ．でも一人前しか買わないから，ご主人に遠慮して食べてなかったということかしら）えー?!，それであまりお食事を食べなかったんですか？　じゃあ，食べ残さずに食べちゃえばよかったのに…． |

| 患者 | でも悪いと思って…．これからどうやって生活していくのか…どうしたものか…（ほろほろと涙を流す） |

| Ns | （飲む，うつ，買う，と言ってたけど，コンビニ弁当を買ってくるから，ご主人はなにもしないというわけでもなさそうだわ．患者さんも夫に遠慮しているようだ．でもいつまでもコンビニ弁当だけというわけにはいかないでしょうね）　食事の宅配とか，ヘルパーさんとか使ってみたらどうでしょう． |

| 患者 | 主人は俺がやるから，と言うんです．実は私は介護保険使いたいんです．でも役所に相談に行くにも，自分じゃ動けなくって． |

| Ns | （ご主人は患者さんを多少は気にかけているらしい．患者さんが介護保険など使ってなんとかしようとしているなら，その手続きをケースワーカーに相談すれば問題は解決しそうだわ）相談なさるなら，この病院にもケースワーカーいますよ． |

患者　ぜひ相談したいです．（すっくと顔をあげ，涙は流さなくなっていた）

なんとかやっていけそうな気になってきました．

Ns　（あら，急に様子が変わった．最初は泣いていらしたけど，ケースワーカーの話をしたら，ずいぶんしっかりしてきたように見える．今まで一人で抱えているのが問題だったのかしら）

他のご家族は○○さんのことを心配してないのですか？　お子さんやご兄妹とかいらっしゃらないのですか？

患者　こんな家なのに，娘はよく育ってくれたんです．実は一人娘が看護師で頼りになって，介護保険のことも教えてくれたんです．それが…娘は今週末に結婚式で….

Ns　（一人娘さんの結婚式なら，出席したいでしょうけど，今の体力で大丈夫かしら）

まあ，それは出席なさりたいでしょう？　今はお食事が食べられなくて体調悪そうですけど，週末の結婚式に出席できそうですか？

患者　先生は（出席は）無理することないよ，とおっしゃいます．主人も「無理なら（出席しなくても）いいよ」って．でも違うんです！　私はなんとしても出たいんです！」（語気が強くなる）

Ns　（主治医や夫は患者さんの気持ちをわかっていない）

先生やご主人が「無理することない」っていうのは，励ましにも慰めにもなってなかったのですね….

患者　（涙は見せなくなり，机をこぶしでたたきながら）

そうなんです！　そうなんです！　なんとしても結婚式に出たいんです！

Ns （この方は娘の結婚式に出たいのだわ．私も，なんとか出席してほしい．どうすれば出席できるのかしら）
今回ばかりは，がんばって出席してくださいね．車いすは用意してますか？　それでなんとかなりそうかしら．留袖は着られそうですか？ ちょっとたいへんかしら．洋服のほうがいいのかしら．

患者 留袖も紺色のドレスも両方用意してあるんです．頭もこんな（頭蓋骨切除で陥没している）だからカツラも用意してあります．

Ns （患者さんは準備を整えるだけのパワーがある．行きたいと言い出せないだけかしら）
まあ，じゃ，這ってでも行かなくちゃ！　車椅子があれば安心な気がしますけど．行けそうですよね．

患者 （姿勢を起こし，まっすぐに前をみてきっぱりした口調で）
なんか元気出てきました．ケースワーカーさんに会ってから帰ります（と立ち上がり，そそくさと退出した）

　この患者さんと話を始めたときには，患者さんは予後が短いとほろほろ泣き，弱々しい姿だったのが，帰り際には，自分から病院のケースワーカーに会っていくといって別人のようにしゃっきりと退室したのが印象的で，この変化に私はびっくりした．
　予後を嘆く患者さんを前にして，私は当初死への不安と抑うつ状態のために食欲低下，活動性低下になったのではないかと勝手に推察したが，会話を重ねるうちに，予後は自分で勝手に想像していたこと，食事が進まない理由のひとつにはご主人への遠慮があること，日常生活をどうするか悩んでいること，そして，一番つらいのは娘さんの結婚式に出たいのにそれがかなわないことだということがわかってきた．

　振り返って，この患者さんを結果的に元気づけたことになったのは，どうやら，「這ってでも結婚式に出なくてはね」と，患者さんの背中を押す言葉と思われる．

　面接の1週間後，術後補助療法として放射線治療を受けるため入院した際に病室で会話する機会があり，そのときの様子を付け加えておく．患者さんは私をみるなり満面の笑みを浮かべて，数冊の結婚式の写真アルバムを見せた．

患者　（うれしそうに）写真みてください，結婚式，夢のようでした．きれいな会場で，お食事もおいしいし…夢のようでした．

Ns　（美しい花嫁の写真をみながら）出席できてよかったですね～．

患者　車いすも用意して，着物はやめてドレスにしました．でも結局車いすはいらなかったです．歩けましたから．

Ns　本当によかったですね～．その後，お家ではお食事とか，どうなさっていますか？

患者　ああ，なんとか食べられるようになってきました．私が少しずつ料理するようになりましたから．ケースワーカーさんに相談したら介護保険は65歳にならないと使えないって．でもなんとかやっていけそうです．今回の短期の入院で少しのんびりできるし．

Ns　（精神的にもずいぶんお元気になられたようだけど，病気の不安，死の不安はどうなさったかしら）
最初お会いしたとき，この先3ヵ月か6ヵ月の命とおっしゃっていましたね．そんなことを今もお考えになりますか？

> **患者**　（きっぱりとした口調で）先のことはわかりません.
> なるようになるって，今は思っています.（笑顔）
>
> 　この事例では，当初患者さんが嘆いていた予後の短さをまず話題にした．外在化というほどではないかもしれないが，まずは確認のために話そうと考えた．その後は，患者さんのことは患者さんに教えてもらうという無知のアプローチの姿勢で食事やご家族をめぐる話題の会話をしていくうちに，娘さんの結婚式に行きたいのに行けないという葛藤が語られた．これがこの患者さんの悩みであり，これがオルタナティヴ・ストーリーであろう.

　このように，患者さんと言葉のキャッチボールの会話をして日常生活を話題にすることがナラティヴ・アプローチに通じるものであり，患者さんの隠れた気持ちや悩みに近づく早道だということを，私は常日頃実感します．たとえ短い時間の会話であったとしても，会話の効果は確かに見られるのです.

文献

1) 川名典子：看護師とがん患者のコミュニケーション―日常生活を話題にする．がん患者のメンタルケア，南江堂，p.134，2014.
2) 英和大辞典，研究社，p.1405.
3) 荒井浩道：ナラティブ：ソーシャルワーク，新泉社，p.20-27，2014.
4) 野口裕二：物語としてのケア―ナラティヴ・アプローチの世界へ，医学書院，p.70-79，2002.
5) 野口裕二：物語としてのケア―ナラティヴ・アプローチの世界へ，医学書院，p.90-98，2002.
6) 野口裕二：物語としてのケア―ナラティヴ・アプローチの世界へ，医学書院，p.99-103，2002.
7) 野口裕二：物語としてのケア―ナラティヴ・アプローチの世界へ，医学書院，p.80-83，2002.

第VI章

看護師の会話はカウンセリングとは違うのでしょうか

今まで，会話の力について述べてきました．コミュニケーションとか心のケアに興味を持つ多くの看護師のなかには，カウンセリングや面接法の勉強をなさった方がいらっしゃると思います．その知識を看護の仕事のなかで実践してみていかがだったでしょう．直輸入しても，その技術が使いにくかったり，思ったほどの効果が得られなかったり，看護師自身の達成感にならないことは少なくないと私は推察します．その理由を考えるために，ここで，精神療法・心理療法としてのカウンセリングと看護師の会話の違いを明確にしておきたいと思います．

1. カウンセリングは治療

　カウンセリングにもいろいろありますが，ここでは臨床心理士による心理療法，精神科医による精神療法を，カウンセリングと称することにします．カウンセリングにもいろいろな流儀や流派がありますが，どれも治療であり，治療のために開発・洗練されてきたのがカウンセリングの技法です．そして条件が整った特殊な環境で，熟練した治療者によって提供されてはじめて治療的になるのです．ですから看護師が日常的な会話のなかで使うようにはできていません．わかりやすくたとえていうならば，カウンセリングは手術室という滅菌消毒された特殊な環境のなかで行われる精緻な手術のようなものです．滅菌操作が必要な手術を廊下や病室でいきなり行ったらそれは乱暴で，患者さんにとって危険であることは容易に想像できるでしょう．また，カウンセリング治療では，患者さんはプライバシーの漏れない密室のなかで，信頼するカウンセラーのもとではじめて自分の内面を開き，そこにカウンセラーの技術で治療がなされるわけです．医師の診察時に患者さんが衣服を脱いで裸を見せるのと同様です．いわば外科医のメスのようなカウンセリングの技術の一部を突然，看護師が日常的な会話のなかで使うのは，想像以上に危険なことです．

2. カウンセリングと看護師の会話の違い

　　カウンセリングと看護師の会話の違いについて説明します. **表1**を参照してください.

表1　カウンセリングと看護師の会話の違い

	カウンセリング	看護師の会話
目的	クライアントの治療	治療的・発達促進的環境の要素
治療契約	頻度, 時間の取り決めあり	なし
プライバシーと守秘義務	決められた密室	特に制限なし
自己開示と身体接触	厳禁	職務の範囲内で可
料金	料金設定あり	なし

A. 目的

　　一般的な心理療法・精神療法的カウンセリングは治療ですから, 患者さん (よくクライアントといいます) は, 心の問題・悩みを抱え, それを改善したくて訪れます. 心の問題・悩みとは, たとえばいつも怒りや罪悪感など否定的な感情に支配されてつらい, 親への恨みの気持ちが強くてコントロールできない, 同年代の異性とうまく付き合えない, 人間関係で困っている, 会社の同僚との関係で悩んでいる, など様々で, その苦悩をカウンセリングで治療するわけです. ですから当然, クライアントは治療で自分のつらさが軽減し, 自分自身が変化するかもしれないと期待しています.

　　一方, 看護師と患者さんとの間では, 患者さんには悩みがあって潜在的にケアを求めているかもしれないし, 看護師も患者さんの役に立ちたいと思っているかもしれませんが, お互いに治療を行うという認識はありません. まして患者さんは看護師と会話して治療を受け, 自分が変わるかもしれないとは考えていないことでしょう. 第Ⅲ章で述べたよう

に，看護師と患者さんが会話することは，患者さんの力が自然に出てくる素地である治療的・発達促進的環境の要素になるのです．

B. 治療契約

　治療として行われるカウンセリングでは，クライアントとカウンセラーの間で，次のような取り決めに基づく契約関係が明確です．まず担当カウンセラーが決まっていて，代理が行うことはなく，カウンセラーとクライアントの間には1対1の密な関係が築かれます．また，カウンセリングの実施は週1回，隔週，月1回，不定期，時間は毎回45分，1時間，90分など枠組みがつまり約束として決められます．契約で定まったこの枠組み自体が，クライアントに一定の安心感を与えることになります．

　しかし，先に述べたように看護師–患者関係の特徴のひとつは，あいまいさであり，看護師は特定の患者さんを決めて担当することはあまりなく，受け持ち時間，受け持ち部署，受け持ち範囲など，状況によって担当が変わり，話題も日常会話から療養上の相談まで多岐にわたりますから，会話するうえで契約や約束事はないと考えてよいでしょう．看護師はどこでも，いつでも話しかけてよい，という環境の一部になっているのです．

C. プライバシーと守秘義務

　カウンセリングはプライバシーが守られる密室で行われます．また，守秘義務の厳密さもカウンセリングと看護師の会話より格段に厳しく，面談中の情報はカウンセラーによって厳密に守られます．身体的に安心・安全な環境とわかっていなければ裸になることができないのと同じように，クライアントがカウンセリングで心の奥底を開くには安心・安全で守られた環境が必要なのです．

　しかし，看護師と患者さんの会話は，医療施設内のありとあらゆる時間，場所，状況で発生しますし，話題も日常会話が多いですから，いつ

もプライバシーが守られる環境を必要とするわけではありません．個人情報は保護されますが，医療・看護チーム内では共有され，カウンセリングほど厳密ではありません．

D. 自己開示と身体接触

　　第Ⅰ章でも少し述べましたが，カウンセラーは自分自身についての情報はクライアントには伝えません．面接室外でクライアントに会うことや，握手であっても身体接触は禁じられています．

　　看護師は患者さんとは日常会話を通じて人と人の交流をしますから，看護師という役割のなかであっても患者さんに自分のことを話すことがあります．身体的ケアだけでなく，手を握ったりさすったり肩に手を置くなどの身体接触は看護師の非言語的コミュニケーションでもあります．看護師にとっては，職務の範囲内で許される自己開示や身体接触は自然な行為でしょう．この点もカウンセリングとは大きく異なります．

E. 料金

　　カウンセリングの多くは有料の治療です．その点からもクライアントは治療に対する期待が高くなるでしょう．しかし，看護師と患者さんの会話には料金は発生しません．なにかを期待し，その対価としてお金を払うのではなく，ごく日常的であたりまえの人と人の交流なのです．

3. カウンセリングで使われる技法を，看護師が使ったら…

　　現実には，カウンセリングで使われるいくつかの技法が，看護にも紹介されています．それを看護の現場で使うことができるでしょうか．私は専門家による治療以外の場面でカウンセリング技法を用いることにはもっと慎重であるべきだと考えます．なぜなら，厳密な条件下で提供さ

れるべき技術を日常的な会話で使うと，患者さんに対して意図的操作的な介入になるのです．それは不自然な会話になり，患者さんにとっては不快だったり困惑したりしますし，なによりも看護師と患者さん双方にとって会話が楽しくなくなることでしょう．

しかし，今までにいくつかのカウンセリングの技法が看護に紹介され，実際によく使われています．その場合の効果と気をつけるべき点を考えてみましょう．

A. 患者さんの言葉をそのまま繰り返す

これはいわゆる「オウム返し」で，共感を示す技法のひとつとして紹介されて看護とくに終末期ケアの領域で普及しているようです．この技法は反復反映ともいいます．しかし，オウム返しすることで，本当に共感していることが伝わるでしょうか．

実は「オウム返し」をすると，共感が伝わるというよりは患者さんの気持ちがより際立ってくるという効果があります．鏡に向かって投げかけたボールがそのまま跳ね返って自分に当たるようなものです．ただの反復ではなく，まさに反復反映であって，自分自身になにかが返ってくる，そういう技法なのです．

(**患者**) こんな病気になって，いろいろ考えるとつらいんです．

(Ns) いろいろ考えて，お気持ちがつらいのですね．

これは典型的なオウム返しですが，このような看護師の応答をしますと，患者さんは，自分がつらいと言ったことを強調して受け取ります．患者さんは「私はつらいのだ」ということをズシリと感じてしまうことになるのです．カウンセリングのなかではこの技法はクライアントの自己洞察を深めるために用いられることが多いです．

また，看護師がオウム返しばかりしていると，患者さんは看護師が事務的に反応して，人として真剣に取り合ってくれないと感じることもあります．自然な会話による相互作用ではないのですから，当然の反応と

もいえます．その結果，患者さんが「この看護師に話しても無駄だ」と思えば，患者さんのほうから礼儀正しく話を打ち切ることになります．「わかりました」「そうですね」「聞いてくださってありがとう」などの発言は，患者さんの本心かもしれませんが，無駄な会話をやめようという意思表示である可能性も大きいのです．看護師が時間を費やしてもそのような結果に終わることがあっては不毛の会話です．

　看護師の「オウム返し」には効用がないわけではありません．看護師が返事に困ったときにちょっと考える時間をつくる時間稼ぎになることはあります．また，患者さんは，自分の気持ちや考えを否定あるいは拒否されたと感じることなく，看護師が話を聞いてくれたように思えるかもしれません．しかし，この技法を多用して時間を浪費することは避けたいものです．

B. 傾聴

　黙って，ときにうなずきながら，無心に患者さんの話を聞く，これも看護師がよく行っている対応です．患者さんが今まで心に閉じ込めていたつらい気持ちを一気に語るとき，傾聴するしかないという場面は確かにあることでしょう．患者さんは看護師が時間をとって話を聞いてくれたことには感謝すると思います．

　看護師は，よく患者さんが「気持ちを吐き出す」と表現し，気持ちを吐き出すことを推奨します．患者さんによっては「吐き出していいですよ」と言われて，「もう我慢しなくていい」と吐き出すかもしれませんが，人前で吐き出すことは，なにか汚い恥ずべきことのように思って話し出せなくなるかもしれません．なにしろ「吐き出す」というと，吐物は汚物ですから，患者さんの感情の吐露を表すにはあまり素敵な表現ではないです．患者さんの心に秘めていた感情は，大切なもので決して汚いものではないのです．

　「気持ちを吐き出す」ことには，カタルシス（感情浄化ともいいます）の効果があります．しかし，カタルシス（感情浄化）には聞き手の存在が不可欠で，実は聞き手が話を受け入れてくれたと思えるときに，気持

ちを吐き出した患者さんは楽になるのです．ですから看護師が「吐き出
してください」と言うよりは，「どうぞお話ください，私，きちんとお聞
きしますから」と，患者さんが気持ちを話すだけでなく，看護師がそれ
を受け止めることを伝えるのが，適切な表現になるでしょう．

　では聞き手である看護師が話を受け入れたことはどうやって患者さん
に伝わるのでしょうか．第Ⅳ章で触れたように，傾聴するだけでは，
コミュニケーションの視点からは一方通行なのです．両者の間に双方向
性がないので，会話の効果があまり期待できません．患者さんが一心に
気持ちを語っているとき，熱心に聞くことは大切ですが，聞いたうえで
自分の気持ちや感想，意見，疑問などを，言葉によるメッセージで伝え
ることを心がけたいものです．

　ときには，患者さんが今まで心にためていたつらい気持ち，つらい出
来事などを一気に語るとき，看護師にそのつらさ，その重大性がありあ
りとわかるときがあります．本当の共感が起きたときです．そんなとき
には，かえって返す言葉がなく言葉を失うものです．言葉を失ったら，
「なんとお返事してよいかわかりません」など，それをきちんと言葉で伝
えましょう．

C. 共感的理解

　よく共感的理解が大切だと看護でいわれています．共感が大切なこと
はわかりますが，共感ではなく共感的理解とはどういうことでしょう
か．共感的理解とは患者さんの言っていること，わかってほしいこと，
訴えたがっていることを，言いたがっているまま，わかってほしがって
いるまま，訴えたがっているままをそのまま理解することに努める[1]，
とされています．では，「努める」とはどういうことでしょう．

　共感とは，心理学でいう了解という用語と同義語で，了解は相手の
気持ちがあたかも自分の気持ちのように，自分の心のなかに湧き上がっ
てくる相手の理解の仕方をいいます[2]．本当に共感したときには，か
えって言葉を失ったりするものです．「わかりますよ」などと反応すると，
かえって「本当にはわかってもらえてない」と思われやすいです．

　共感は，両者が同じ経験をしているとか，年齢，性別，置かれた環境などに共通性があるときに起きやすいものです．ですから，年齢も職業も異なり，まして病気になった経験のない看護師が，患者さんに心から共感できなくても不思議ではありませんし，むしろそのほうが自然かもしれません．そのくらい共感は難しいものだと認識する必要があります．ですから，共感的理解に努めるとは，私には「相手のことをわかったようなふりをする」ことにつながりやすいのではないかと思えてならないのです．

　共感は難しいものであることは心理の専門家も言っており，そのためカウンセラーは相手の言うことを「～なんですね」「～ということですね」と確認することから始めるといわれています[3]．あくまでも第一歩なのですが，これが短絡的に看護に紹介されて，先の「患者の言葉をそのまま繰り返す」ことが共感を示すと伝わり，「オウム返し」が流布するようになったのかもしれません．

　さて，共感は重要だけど，心理療法であってもそう簡単にはできないのが当然であれば，日常的なケアで忙しい看護師はどうしたらよいでしょう．看護師は心の治療をしているのではありませんから，なによりも相手を知るために会話を積み重ねることが大事なのです．共感にいたる過程が必要であり，それが会話です．

D. その他の技法

　看護には他にもネーミング，フォーカシングなど，多種の心理療法・精神療法の流儀・流派からいろいろな技法が紹介されています．ここでは個々の技法について解説はしませんが，本当は臨床看護に導入する前に，これらの技法が看護師の活動のなかでどのような効果を発揮するかのエビデンスがほしいものです．

　各種技法を会話のなかで使う場合に共通する最大の問題点は，技法を使うことに看護師の意識が集中してしまうと，患者さんの話を集中して正確に聞くことが難しくなるということです．往々にして患者さんの言葉を聞いて「どう理解すべきか」「どう反応すべきか」「どの技法を使

うべきか」にとらわれてしまい，相手のメッセージを正しく受け止めることや，自分がなにを感じ，なにを考え，なにを思ったのかがわからなくなってしまうのです．つまり，技法にとらわれると，自然で双方向性のある会話はできなくなるのです．その結果，会話の効果が発現しなくなるのは残念なことです．

　言葉のキャッチボールを続けることに専念していると，患者さんの言葉にも自分の気持ちにも敏感になって自然な会話となり，世間話のように思えた会話であっても，会話の力が発揮されてくるようになります．つまり会話を通じて患者さんの問題が明確になるとか，患者さんの思わぬ力が見えてきますし，会話の相手である看護師はその変化を見ることで自分が行っていることに驚きを体験するでしょう．そんな体験を多くの看護師にしていただけたらと思っています．

文献
1) 吉田　哲：改訂看護とカウンセリング，MIC メディカ出版，p.45，2000.
2) カール・ヤスパース：精神病理学原論，西丸四方（訳），みすず書房，p.27，1971.
3) 吉田　哲：看護とカウンセリング ―ターミナルケアの場面，MIC メディカ出版，p.11，1989.

第VII章

こんな場面で看護師はどう会話を続けたらよいのでしょう

会話が大切という話をしてきましたが，実際に患者さんを前にして，なかなか言葉のキャッチボールが続かないことはあるものです．自分の気持ちや考えがわからないとか，わかっていても言葉にすることが難しいこともあるかもしれません．そのようなときに対処するため，いくつかの場面での，言葉かけの例を提案してみます．

1. 死とか，最期とか，看護師が緊張するような話題が出てきたとき

患者さんは病気を抱えて病院に来ています．それは人生の重要な出来事です．まして，予後不良の告知がなされたときの患者さんの多くは，衝撃を受けることでしょう．今まで考えもしなかった死とか，最期を迎えることとか，深刻な課題に直面することになるのですから．

患者さんと会話していて，そんな話題が出てきたとき，看護師は話題を避けたくなったり，その場から離れたくなったりするかもしれません．でも，看護師は寄り添うことで患者さんのエンパワーができることを思い出しましょう．生命にかかわる重大な局面を抱えた患者さんの気持ちは，経験した人でなければわからないかもしれませんが，誰にとっても死は避けられない以上，このような事態には人間はいつか遭遇するものです．そう考えると，患者さんは，死に直面するステージに歩みを進めた人生の先輩であるわけです．一歩先をいく先輩に，心理過程の説明をするだけでは，ケアとしてあまり役に立たないことは前に述べました．また，患者さんが明るく前向きになるような魔法の言葉などありません．それよりも，看護師が患者さんと真摯に会話し，寄り添うことで，難しい局面を進んでいく患者さん自身の力が自然に出てくるものなのです．

A. 治療法がないことや予後の話題を患者さんが出してきたとき

このような場面では，看護師は患者さんの人生の重大な局面に居合わせているわけですから，患者さんにしっかり向き合いたいものです．

しかし，深刻な話題に看護師がびっくりし，言葉に詰まることだってあるでしょう．そんなとき，魔法の言葉，慰めの言葉，哲学的な言葉をかければ済むものではなく，人として誠実に対応し，言葉のキャッチボールをしながら患者さんのそばにいることが重要なのです．言葉が見つからなかったら，そのことを伝えれば言葉のキャッチボールになります．会話をすることが寄り添うことになるのです．看護師は病気を治療できないですが，いつでも患者さんの応援をすることを伝えることができます．

場面 15
自分の死を話題にするがん患者さん

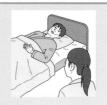

話し方の例① 〜会話を進めるために〜

患者A ぼく，死ぬのかな…

Ns.A こういう病気になると，そういうことも考えておかなくてはいけないかもしれないですね．

Ns.B いつからそういうことを考えていらしたのですか？

話し方の例② 〜会話を進めるために〜

患者B 私ね，もう治療法がないって先生に言われたし，病気が治らないなら，いずれ死ぬとわかったの．

Ns.C きびしいお話だったのですね…なんと言っていいかわかりません…．でもずっと応援しますよ．

Ns.D そんな話があったのですね．…私，今，ちょっとびっくりして，今なんと答えていいかわからないです…でも○○さんの

こと，ずっと応援しますよ．

（Ns.E） それはたいへんなことです．これからのこと，よく考えなく
ちゃいけませんね．

場面 16
治療しないなら家に帰ろうかと考える患者さん

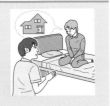

（患者） もう先がないとがわかったから，家に帰ろうと思うの．病院
にいてもしかたないでしょ．

（Ns.A） え…もう先がないとお考えなのですか？　いつから先がない
ならお家に帰ろうと思うようになったのですか？

（Ns.B） それは真剣に考えなくてはね．お家に帰ることを考えている
のなら私たちでできるお手伝いをしますよ．ご家族は○○さ
んのお気持ちをご存じなのですか？

B．患者さんが自分の死を悟って語るとき

　患者さんから自分の死に関する話題が出たときには，人生の先輩とし
ての患者さんに尊敬の念を持ち，後輩としてたずねてみるのもよいので
す．もし，このような話題を看護師が扱うことが，無神経ではないかと
心配な気持ちになるとしたら，<u>看護師のその気持ちを伝えることです</u>．
その例を 3 つあげてみます．

場面 17
死ぬことを悟った患者さん

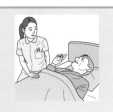

話し方の例① 〜会話を進めるために〜

患者A 私ね，もう十分に生きたから，思い残すことはないの．

Ns こういうときに，そういうお気持ちになれるのですね．そういうふうに思えるなんて…　すごいです…

話し方の例② 〜会話を進めるために〜

患者B もうぼくは治らないと思うよ．死ぬんだ．

Ns 誰かにそう言われたんですか？　医師からでしょうか？

患者B いや，自分でわかるものだよ．

Ns …うーん，なんて答えていいのかわからないです．こんなこと，お聞きしていいかどうか，わからないのですけど…答えたくなかったら，お答えなさらないでかまわないのですが，死んでいくって，どんな気持ちになるものですか？

患者B 嫌な気持ちだよ，嫌なもんだ．

話し方の例③ 〜会話を進めるために〜

患者C 私，死ぬんだと思う．

Ns どうしてそんなことがわかるのですか？

（患者C） なんとなく．死んでいくって，体の感じてわかるのよ．

（Ns） …こんなこと質問して，もし無神経だったらごめんなさい．
もしお嫌でなかったら，教えていただけますか？　体の感
じ，っておっしゃったけど，どんな風に感じて，死ぬとわか
る気がするのですか？

（患者C） なんか，体がスカスカに，薄れて透明になっていくような感
じがするの．

　どのような場面でも，看護師の誠実な対応のある会話は，患者さんに
寄り添うことになるのです．

C．看護師から死にまつわる話題を出すとき

　患者さんの状況によって，看護師のほうから死について切り出さなけ
ればいけないこともあるかもしれません．たとえば，死を迎える場所は
在宅か病院かホスピスかなど，希望を聞くことが退院後の療養場所の相
談で必要な場合などです．死は厳粛で重大な話題なので，突然に話題を
出すと，患者さんはびっくりしたり，不安になったり，その不安が「看
護師が無神経だ」という怒りに変わるかもしれません．だからといって，
死の話題を出すタイミングを見極めるとか，空気を読むのではなく，看
護師の気遣いや心配，躊躇する気持ちを言葉で伝えたり，この話題を
今，してもよいかをたずねるという，丁寧な会話から始めるとよいで
しょう．

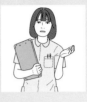

場面 18
看護師から死にまつわる話題を出すとき

話し方の一例 〜会話を進めるために〜

Ns.A　今，こんなお話をしていいかどうか，わからないのですが…　ひとたびがんの再発となると，死ぬかもしれないことを考えたりすることがありますか？　こういう話題が嫌だったら，話さなくてももちろんいいですよ．

Ns.B　治療法がなくなったと医師から聞きました．私たちもとてもがっかりしていますから　○○さんはなおさらと思います．でもこれからのこと，大切ですから話し合いたいのですけど，今，話しても大丈夫ですか？

　もし，患者さんが「話したくない」と言えば，その話題を止め，「今は嫌だ」と言えば，「では別の機会にしましょうか」「話ができるときに看護師に声かけてくださいね」などと対応すればよいです．

D. 死の話題で，看護師が感じる不安

　死にまつわる話題になったとき，看護師のほうが不安になるかもしれません．そうなると看護師は話題を避けたいと思っても不思議はありません．最後に，一般的に看護師が不安に感じることと，それへの対応の考え方をまとめておきます．

1) 死の話をしたら，余計に患者さんの不安をあおるのでは

　死に関する話題など，患者さんと話していいのだろうかと感じる看護師がいるかもしれません．死は厳粛かつ真剣な話題で，決して気楽なも

のではありませんが，誰にも避けて通れないという点から考えると，特別なものともいえません．患者さんが不安に思っているのであれば，その不安を聞いたり，会話することが患者さんの不安をあおることにはなりません．また，死の話をしたからといって，患者さんの死期が早まるわけではありません．なによりも患者さんにとってつらいのは，不安を誰にも言えずに心のなかに閉じ込めておくことでしょう．患者さんが不安であるなら，看護師が寄り添い会話することがケアなのです．

2) 死に関する話題は，患者さんの役に立つのか

　看護師は心のケアのために，死が避けられない患者さんに対して，死に関する話をしなければいけない，と思う方がいらっしゃるかもしれません．もしかしたらホスピスケアや緩和ケアの領域ではそれが大きな仕事と思われているかもしれません．でも，死の話をしたくない患者さんもたくさんいます．大切なことは，患者さんが話したいと思ったときに，死の不安や心配を，看護師に話せる環境が提供できていることです．

　患者さんが，話したくないと言えば，その希望に沿って，話す必要はもちろんありません．話したくないという意思表示があるのに患者さんの人生のことは自己責任だから，患者さんと話さなくてはならない，と考えるのは，医療者側の傲慢な態度と心すべきでしょう．

3) そんな深刻な話題，私には無理…と思う気持ち

　看護師のなかには，とても自分には対応できないと思う方もいることでしょう．そういう気持ちは大切にしたらよいです．しかし，患者さんが死や死ぬことについて話したいときには，それに寄り添うのが看護師です．自分ではできないと思ったら，それを患者さんに正直に伝え，先輩や上司に代わりに対応してもらうようにします．

このような場面もあることでしょう.

場面 19
看護師が死の話題に困惑したとき

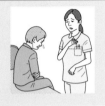

話し方の一例 〜会話を進めるために〜

> Ns　ごめんなさい，私は○○さんの質問にどうお答えしていいか，わかりません. でも，とても大事なことだから，先輩に代わりますから，ご質問やご心配をお話くださいね.

経験ある看護師に代わって対応してもらった場合には，そのやりとりをみて，話題の出し方，言葉の使い方，会話の進め方など，学ぶよい機会になるでしょう.

2.　患者さんが看護師よりも自分の病気をよく知っているとき

慢性疾患などの患者さんが看護師よりも病気のことをよく知っていることは少なくありません. 糖尿病や慢性腎不全で透析療法を受けている患者さんに，よく見られます.

看護師は，そんな患者さんから知識不足や技術不足を非難されることがあるかもしれません. そのようなときはどのように対応したらよいでしょう. もしかして，看護師自身が患者さんよりも「病気のことはよく知っているべき」と思い込んでいたり，患者さんの疑問質問に答えられないと信頼されないのでは不安だということはないでしょうか. 看護師自身への過度な期待と責任感は，看護師を萎縮させ，防衛的にしてしまいます. 病気と長年付き合っている患者さんのほうが，ご自分の病

気に詳しくても当然かもしれないと現実的に考えてはどうでしょうか．少なくとも，知識で患者さんと張り合うことになっては不毛の会話になるだけです．患者さんに寄り添うには，医学的知識や治療よりも，専門領域である患者さんの日常生活に焦点を当てて会話を続けていくことが看護師の役割です．日常生活のなかには患者さんの個別性が必然的に現れます．病気と付き合っている患者さんの日常生活についての会話は，患者さんと看護師がお互いを知っていくときに不可欠なものです．

場面 20
看護師の知識不足を非難する透析患者さん

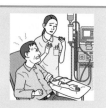

話し方の一例 〜会話を進めるために〜

患者 看護師してるのに，そんなことも知らないのか．

Ns 透析治療を 10 年受けていらっしゃる○○さんには，残念ながら知識では負けますね．

患者 だらしないこと言うな．

Ns ちょっとお伺いしたいことがあります．食事と水分のコントロールたいへんだと思いますけど，○○さんの場合はどうやって乗り越えてきているのですか？

患者 ああ，たいへんなんだよ．

Ns どんなときが一番たいへんですか？　私たち，患者さんの日常生活は想像するだけで，わかっているようでわからないことが多いものです．今後の参考のために教えていただけませんか．

　患者さんから日常生活の実際を学ぶことができたら，それは看護力の向上に大いに役立つと思います．患者さんにとっても，看護師が自分に関心を持っていること，患者の生活を知ってもらえることは看護師への信頼感につながるのではないでしょうか．

3. 医師と話すべき問題を患者さんからたずねられたとき

　患者さんのなかには，病気の診断や治療法を看護師にたずねる方がいます．次のような対応はよくありがちです．

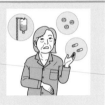

場面 21
治療経過を看護師にたずねる患者さん

患者　今日の検査でまた腫瘍マーカーが上がったの．化学療法が効かなくなってきたのかしらね．

Ns　先生に聞いてください．

　看護師は医学の一般論についてであれば質問に答えるし，持っている知識を出し惜しみすることはありませんが，患者さん個人の診断や治療のことは，医師の領域になります．しかし，場面 21 のような対応では会話が続きません．これでは患者さんは看護師に追い払われたような気持ちがするかもしれません．患者さんはなぜ，医師にではなく看護師にたずねてくるのでしょう．身近な看護師にたずねたのはどうしてだったのでしょう．医師に聞くという問題解決だけではなく，患者さんにもう少し寄り添うための会話ができるのではないでしょうか．

話し方の一例 〜会話を進めるために〜

患者 今日の検査でまた腫瘍マーカーが上がったの. 化学療法が効かなくなってきたのかしらね.

Ns.A あら, そうだったのですか. それは心配ですね.

Ns.B それは先生に聞かないと私には答えられないです. 今日, ご自分で主治医の先生にお聞きしますか？

Ns.C まあ, それは心配. もしご心配なら先生にお聞きになってみたら, と思いますけど, どうなさいますか？

　こうして会話していくと, 患者さんが本当に考えていることがもう少しわかるでしょう. 患者さんは, 化学療法が効かなくなってきたという悪い話や, 聞きたくないけれど心配だという気持ちを看護師に聞いてもらいたかったのかもしれませんし, 医師が忙しそうなので遠慮していたのかもしれないし, 医師とのコミュニケーションがそれまでもあまりよくなかったのかもしれません. 長い会話をしなくても, 仕事しながら, 患者さんの考えや気持ちにもう少し近づけそうです. 問題解決はそれからでも遅くはありません.

4. 医師への苦情を言われたとき

　患者さんのなかには, 医師との人間関係で悩みを抱え, 看護師に苦情を訴えてくる場合があります. 看護師は医師と患者の中間に位置するという特徴がありますから, 双方の間でなにかと仲介したり情報伝達することは多く, それが医師-患者さんの信頼関係の構築支援になります. しかし, 医師と患者の間で板挟みになるのは看護師として望ましいことではありません. 患者さんの訴え方が正当なものであったとしても, 感情的すぎると, 医師も人間ですから, 医師との関係がこじれるかもしれません. 患者からの苦情を直接医師に伝えるだけでは, 医師-患者さん

関係の構築支援にはならないことがあります.

　患者さんの苦情には患者相談窓口などを利用することもできますが,ここでは,看護師と患者のかかわり方について述べます.

　医療はチームですから,医師と患者の中間に位置する看護師がまず患者さんの訴えをキチンと聞くところから始めたらよいでしょう.健全な医師–患者関係を支援するために看護師にできること,それは,両者の間に入って問題解決を急ぐのではなく,まず患者さんの話を聞くことです.話はただの愚痴の場合もあるし,深刻なトラブルの場合もあります.患者さんの話に共感できるときも,そうでないときもあります.

場面 22
主治医に対する苦情を言う患者さん

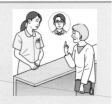

話し方の一例 ～会話を進めるために～

患者　あのね,私,主治医のＴ先生とはちょっと合わなくて.診察室でいつもそっけなくて,質問しようと思ってもできないから,診察が終わるといつも不安で嫌な気分になるの.

Ns　先生になにか聞きたいことがあったのに聞けなかったのですか?

患者　聞こうと思うと,すぐ次の予約日いつにしましょう,という話になるの.

Ns　そこでがんばって聞いてはいかがですか?　外来は忙しいけど,質問すれば先生は答えてくれますよ.

患者　でも怖くて聞けないから,もう少し優しい感じの先生がいいの.

| Ns | 主治医を変えたいというご希望ですか？ |

| 患者 | うーん，そうしたいけど，手術してくれた先生だから，変わるのも心配なのよね．悩んでるんです． |

| Ns | 今度，質問したいことをメモにしていらしたらどうですか？それとも，私が診察室にいっしょに入りましょうか？ |

| 患者 | あなたにいっしょに入ってもらうこともできるのね．そういっていただくと心強いことです．でも，まず自分でやってみるわ．おっしゃったようにメモに書き出して，持っていってみるわ．そのうえで，やっぱり先生と合わないかどうか，主治医を変えたいか，また相談します． |

　医師にどんな不満があるのか，なにか伝えてほしいのか，今後も医師のもとで治療を続けていこうと思えるのか，会話を重ねていくと，いろいろ揺れる患者さん自身の気持ちも明確になってきます．

5. 患者さんからの要求が多いとき

　一般的に，看護師は患者さんからの要求には応えなくてはならない，と考えているところがあります．しかし，病院の規則を知りながら，無理難題のようないろいろな要求を，次から次へとする患者さんも，ときにはいます．

　「病気でつらいから，特別に計らってほしい」患者さん，「お客さまは神さまです」になぞらえて「患者さんは神さまです」と，看護師に過度な要求をする患者さん，それまでの人生と同様にわが物顔に振舞う患者さんなど，いろいろです．病気でつらいことは否定できませんから，看護師はできることはやってあげなくては，と思うのですが，要求がましい患者さんの場合には，満足したり感謝することがなかなかないように思います．ときにはひとつの要求が通ると，次から次へと新たな要求を出してくることもあります．要求がどこまで通るのかを試しているのかも

しれません．看護師には，医療は平等でなくてはという価値観が当然あ
りますから，特別扱いを求める患者さんとの間でトラブルや軋轢が生じ
かねません．このような場面こそ，会話が重要です．双方向性のある会
話によって，看護師が患者さんを知るだけではなく，患者さんも看護師
や病院のことをわかることになります．いろいろ制約が多い病院のなか
で，患者さんに折り合いをつけてもらうことも残念ながらあることで
しょう．会話でいっしょに考えていくことによって，双方が納得できる
ような折り合いをつけるようにしたいものです．

場面 23
ナースコールへの即座の対応を要求する患者さん

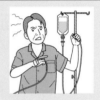

話し方の一例 〜会話を進めるために〜

患者　なんでナースコールしてもすぐ来てもらえないんだよ．こっ
ちは理由があってコールしてるんだから，早く来てくれよ．

Ns　それは申し訳ありません．インターホンでご用件をお聞きし
ておりますでしょうか．

患者　点滴バッグが空になるってコールしてるのに，今行きま
す，って言って，なかなか来やしない．

Ns　うーん，それは申し訳ありません．夜間の時間帯だとそうい
うこともありそうです．

患者　じゃ，どうするんだよ．

Ns　うーん，どうしたらいいか，ちょっと考えさせてください．
チームでも相談してみます．

患者 そんなこと言ってられないんだよ．じゃあ，次のバッグを，先にぶら下げておいたらどうだ？　来てすぐ交換できるように．

Ns そうですね，それならできます．早速そうしておきます．申し送りでちゃんと伝えておくようにします．

　患者さんは病院では一般的には受動的になっていますが，このように病棟の看護師の動きに能動的に提案してもらってもよい場面もあるのではないでしょうか．

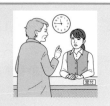

場面 24
特別扱いを要求する患者さん

話し方の一例 〜会話を進めるために〜

患者 私，朝，起きられないから，外来の受付時間までに来れないんです．遅刻しても受け付けてもらえませんか．

Ns いや，それは外来全体のことなので，受付時間を過ぎてしまうと，受付はできかねます．すみません．

患者 だって，私が朝起きられないの，病気みたいなものなのよ．わかってるでしょ？

Ns それはよくわかっていますけど，とにかくがんばって受付時間内にきていただけませんか．規則だから仕方ないんです．また今日も○○さんが受診できないのかしらって，私たちもやきもき心配しているんですよ．

患者 なんとかならないの？

| Ns | 困りましたねえ．規則はどうにもできないものですから．どうしたら受付時間内にいらっしゃれそうですか？ |

| 患者 | わからない． |

| Ns | 次回は火曜日の11時半までにはお越しいただけませんか．私たち，お待ちしていますよ． |

| 患者 | 仕方ないわね～． |

　いろいろ制約のある病院のなかで，ルールに従いながら患者さんが医療と付き合っていけるようになるには，看護師の柔軟な会話が欠かせません．看護師が規則どおりの対応をしていることは，きちんと患者さんに伝える必要がありますが，規則だからと取りつく島のない対応では患者さんは意地悪で排除されたと誤解することもあります．

　この場面例では，「規則どおりでないと対応できません」という否定的な対応では患者さんは拒絶されたと感じるかもしれませんし，また丁寧に「おいでになれそうですか？　お越しいただけそうですか？」とたずねてみても，自分では決められない患者さんには答えられないこともあるので，「この時間には待っているから来てくださいね」と時間に待っていることを強調すると，患者さんに看護師が心配している気持ちが伝わり，事態が変化する可能性があります．会話を続けていくことで，なにか折り合うポイントにつながることは少なくないのです．

第VIII章

会話が難しい患者さんにはどう寄り添ったらよいのでしょう

今まで会話の持つ力について述べてきました．患者さんに対して看護師が寄り添うとき，会話の力にまさるものはありません．しかし，いつも会話が進められるとは限りません．意識障害があるわけではなくても，会話を続けることが難しいと看護師が感じる患者さんがいることも現実です．たとえば話のなかで，何度も同じ話・同じ質問を繰り返す患者さんには看護師の応答は頭に入らないようです．合理的な説明がつかない身体症状を繰り返し訴える，いわゆる不定愁訴を抱える患者さんは症状の話を延々と繰り返しそうです．用件や訴えがはっきりしないでナースコールを繰り返す患者さんとはなにを話していいかわからなくなりますし，繰り返し激しく怒る患者さんたちとの会話は，陳謝に終始してしまいそうです．もし会話が難しいと感じたときには，どのように患者さんに寄り添ったらよいのでしょうか．

　このようなときには会話の力がなかなか発揮できないように見えますが，それでも看護師が寄り添うことはできますし，そのときには必ず言葉が必要です．そこで具体的なかかわり方の例を紹介したいと思います．

1. 同じ話・同じ質問を繰り返す患者さん

　ここでは認知機能には問題がないはずなのに，何度説明しても同じ話を繰り返す患者さんへの対応を考えてみます．

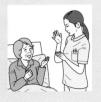

場面 25
治療法が尽きても治療の継続を希望する
がん患者さん

患者　昨日, 先生から治療法の説明があった. というか, もう化学療法がないと言うんです.

Ns　それはたいへんなお話だったのですね. びっくりというか, がっかりなさったことでしょう.

患者　化学療法がないってどういうことなのか, よく説明がわかりませんでした. 化学療法がないとなると, 次はどういう治療法になるのですか?

Ns　がんの治療で, 化学療法がなくなったとは, がんに対する積極的な治療の手立てが尽きてしまったということですね. 残念です. でも治療しないということではなく, 症状のつらさをとる治療が中心になります. 先生はそうお話しませんでしたか?

患者　緩和医療とおっしゃってました. でも私はがんを治療したいんです. 化学療法の次にはどんな治療法があるのでしょうか.

　このように治療法を求める患者さんの質問が, 延々と繰り返される場合があります. 説明に対して理解したように反応するのですが, また繰り返し「どんな (がんに対する積極的な) 治療法がありますか?」とたずねてきます. この患者さんにとって治療できないという話は耐え難くつらい話題です. このような場合, 無意識に否認という防衛機制を発動しているのです. これは知的能力とは無関係に, 無意識下で起こる防衛機制ですから, 患者さんの努力で変えられることではありません. 看護の臨床では, 否認はこの例のように, 積極的な原因治療が尽きたという,

死に直面せざるをえない分岐点で見られることが多いです．それほどまでに治療中断とか予後の告知などのニュースは患者さんの精神にとって耐えがたいものなのです．

　このようなとき，看護師は患者さんが治療ができなくなったことを理解できていないと考え，再度医師に説明を依頼するとか，家族といっしょに再説明するなど，正しい理解ができるように働きかけることが多いようです．しかし，治療したいと切に望む患者さんに対して，希望を断つような厳しい話を繰り返すと，防衛機制はより強固になる可能性が高いのです．さらに患者さんがかたくななまでに次の原因治療を求めるようになると，医療者からは理解力の悪い患者に見えてしまいますから，両者の信頼関係が悪化するかもしれません．

　否認する患者さんに寄り添うにはどんな会話をしたらよいでしょうか．患者さんがつらいニュースを否認している場合には，そのつらさに寄り添い，患者さんが嫌がる話題を避けるのが第一歩です．そして，患者さんと，治療法とは少し別の話題で会話を続けることをお勧めします．

話し方の一例 〜会話を進めるために〜

(Ns.A) 今後の治療のことは，また時間をとってお話しましょう．それより，今までの化学療法は，結構つらかったですか？　よく忍耐なさってきましたよね．

(Ns.B) ところで，この病気になられて，どのくらい経ちますか？　2年くらいになるでしょうか．

(Ns.C) そういえば，今，お仕事のほうはどうされているのですか？　病欠ですか？　休職ですか？　まさか入院中もリモートワークしていらっしゃるのではないでしょうね．

(Ns.D) そうそう，この頃，食欲はいかがですか？　最近は少し体調が回復されてきたでしょうか．

> **Ns.E** それはそうと，最近，息子さんは面会にいらっしゃいますか？　期末試験でなかなか面会にいらっしゃらなかったのか，お見かけしませんね．試験は終わったころでしょうか．

　患者さんの日常生活に関する話題は，ただの世間話ではありません．患者さんを理解する重要な話題です．家族，仕事をはじめ日常生活の話題で話を続けていくことにより，治療以外の心配事や悩みが語られる可能性があります．あるいは日常生活の話から楽しい思い出が語られれば，看護師との会話は楽しいひとときになるかもしれません．会話を続け，話題を患者さんと分かち合うことで，患者さんに寄り添うことが可能になります．会話をしながら時間をともに過ごすことで，患者さんは看護師が寄り添ってくれていることを実感できることでしょう．患者さんにとって看護師が聞きたくない話題を持ってくる嫌な人ではなく，自分に関心を注ぎ話し相手という安心できる人になることが，患者さんを支援することになります．その結果，患者さんに力がつきます．これが防衛機制を解いていくための第一歩になります．この防衛機制とそのメカニズムおよびケア方法は第Ⅸ章で説明します．

2. 説明のつかない身体症状を訴える患者さん

　患者さんのなかには，医学的には説明のつかない症状を訴える人がいます．たとえば鎮痛剤の使用と相関せずに出現・消退する疼痛，原因不明の腰痛や下肢マヒ，医学的に説明がつかない右手と左足のマヒ，などです．医学的に説明がつかないと原因治療はできませんから，看護師を含む医療者は対応に苦慮します．看護師は患者さんにつらい症状を訴えられても，それに対して適切な対応ができないし，困惑もし，無力感を感じるかもしれません．ときには，患者さんが症状を偽装しているのではないか，嘘をついているのではないかと疑いを持ち，怒りを感じるかもしれません．

　器質的原因が見当たらない不定愁訴は，実は言葉にならないなんらか

のメッセージであり，不安や葛藤を身体の症状として表現しているので，精神科領域では「身体化」ともいいます．否認と同じくこれも無意識の防衛機制によるので，患者さん自身もその不安や葛藤をまったく意識していないため，たずねられても答えることはできません．「あなたの身体の症状は，心の問題からきているのです」という説明をしても，患者さん自身にもなにが心の問題かわからないのですから，答えようがありません．かえって，つらい症状なのに聞いてくれないとか，適切に対処してくれない，と不満感を募らせることになります．

A. まずはきちんと必要な検査をする

　身体化症状の疑いがあっても，まずきちんと精査し，本当に器質的問題がないかどうかを確認することが重要です．そのうえで医学的に異常が見当たらない場合は，医師がそのことを患者さんに告げます．患者さんが主観的に訴えている症状を否定したり，訴えている患者さんを批判しないことです．否定や批判をしても身体化症状が改善することはなく，かえって患者さんの孤独感を増し，医療者との信頼関係を損ねるだけだからです．

B. 症状には淡々と対処する

　患者さんにとっては，現に訴えている症状がつらいのですから，看護師は患者さんの訴える症状に付き合うことが患者さんに寄り添う第一歩です．しかし，看護師と患者さんとの会話が症状に終始してしまっては，時間ばかり消費して不毛の会話です．症状の話を繰り返すのではなく，まず誠実に症状に対応します．具体的には，一般病院のなかであれば身体症状緩和のために鎮痛剤や運動など医師からなにか対処の指示があるので，看護師はその指示に従って淡々と対処するのです．患者さんは看護師が自分の訴えを聞いて対処してくれることがわかると，安心します．

C. そして日常生活や人生についての会話をする

　患者さんが訴える身体症状の話ばかりでは，会話は堂々巡りになります．ここで大事なのは訴えている症状以外の話題，ことに日常生活や今までの人生について会話をすることです．患者さんの無意識のなかに隠れている不安や葛藤のヒントは，日常生活のなかにあることが多いので，話をしているうちに患者さん自身がなにかに気づくかもしれません．ただ，身体化している心の問題を意識化することは，精神科の治療でも簡単ではないので，看護師は症状を解決しようと期待しないほうがよいです．看護師が無意識の不安や葛藤を探索しようと「なにか悩みがあるのですか？」と患者さんに質問をしても，患者さん自身の無意識下の不安や葛藤は語れないのです．そればかりか，身体症状が心理的要因によると看護師が考えているのではないかと患者さんが感じることがあれば，患者さんは自分のつらい症状を信じてもらえないと受け止めてしまい，かえって症状が悪化する可能性があります．しかし，自然な会話は楽しい心安らぐものですし，患者さんの関心を症状から他のことに向けることができるし，なによりも，看護師と人と人の交流ができることが心のケアになり，ここで会話の不思議が起こる可能性があります．カウンセリングや特別な面接ではなく，自然な日常会話で患者さんと付き合っていると，ある日，不思議なことに症状が少しずつ緩和していくことがあるのです．これは私の推察ですが，不定愁訴つまり身体化症状を訴える患者さんに看護師が寄り添い続けることによって，患者さんがエンパワーされ，あるいは自己洞察が深まるなどして症状が緩和するのではないでしょうか．看護師の会話というのは案外大きな効果をもたらす可能性があることを知っていただきたいと思います．

3. 用件や訴えがはっきりしないナースコールを繰り返す患者さん

　　看護師が対応に困難を感じる患者さんの代表に，夜間などに頻回にナースコールする患者さんがよくあげられます．疼痛の訴えなど，意味のわかるナースコールであれば，何度も足を運ぶことに看護師のストレスはありませんが，ナースコールに応えても，患者さんの用件が今ひとつわからなかったり，患者さんの要望に応えて飲水や体位交換などをしても，5分，10分のうちに再度ナースコールが鳴り，はなはだしいときには看護師が部屋の出口に差しかかったときにはすでに次のナースコールが鳴っていることがあります．この状況では看護師の無力感や疲労感が増大し，患者さんに対する嫌悪感や怒りに発展することもあります．

　　看護師によっては「寂しコール」と呼び，患者さんの不安や孤独からくるナースコールと理解する人もいますが，対応は難しいものです．何度も鳴らされるナースコールについて，患者さんと誠実に解決策を話し合っても，問題が解決することは期待できません．前記の否認や身体化と同じように，患者さんの不安や葛藤は無意識下にありますから，「ご用はまとめておっしゃっていただけませんか」「今の時間は，ずっとそばにいて差しあげることはできないので，少し我慢していただけますか」など，患者さんに協力をお願いしたとしても解決しないのです．

　　この場合は言葉ではなく，看護師の寄り添いをまず行動で示すしかありません．そのためには，ナースコールによって看護師が受動的に患者さんのもとを訪れる，つまり振り回されるのではなく，看護師のペースで能動的にベッドサイドに行くようにするのです．看護師が能動的に対応することで，受動的であるよりもストレスの感じ方が少なくなります．具体的には次のような対応をお勧めします．

A. 能動的に患者さんのベッドサイドを訪問する

1) 仮に5分ごとにコールする患者さんであれば，5分ごとにベッドに来ることを患者さんに告げます．

2) そして実際，5分ごとにベッドサイドを訪問します．ただし，長くとどまる必要はなく，数秒でよいのです．一言「来ましたよ」と声がけしたり，笑顔を見せたり，患者さんが目を閉じていたら，寝具の上から体を軽くポンポンと叩くとか，手に触れるなどです．目的は，患者さんに看護師が来たことを示すこと，つまり定期的に看護師が来ることを患者さんに認識してもらうことです．

3) 看護師がベッドサイドに行った際には，看護師のいつもの瞬時の観察で，患者さんに危険や不快がないことなどを確認します．

4) この能動的なベッドサイド訪問を繰り返します．しかし，5分ごとの訪問というケアプランは，能動的ではあっても看護師にとっての負担が大きく，長く続けることはできません．がんばってもせいぜい1日か2日でしょう．しかし，私の経験では，1日を待たずに患者さんのナースコールが止む可能性が高いです．ただし，ナースコールが鳴らなくなったと思っても，能動的訪室を中止すると元に戻りますから，そうならないように次の計画に進みます．

5) 訪問の間隔を徐々に延長していきます．たとえば，患者さんに，15分ごとに来ると約束して，それを実践します．これを30分，1時間ごとと延長していきます．

B. 日常生活の会話をする

　同時に，能動的かつ短時間のベッドサイド訪問とは別の時間，たとえばケアのために少し長くベッドサイドにとどまるときなどに，患者さんと会話をするのです．患者さんの日常生活（食事，住まい，仕事，家族など）や人生についての話題が話しやすいでしょう．なにげないものですが，会話を続けていくと，患者さんのことが少しずつ看護師にわかってきますし，患者さんも少しずつ現実感覚を取り戻し，わかってもらえた感が出てきます．つまり相互作用のある会話をすることで，それが患者さんの安心になるのではないでしょうか．

　上記Aのケアは看護師には負担が大きいことは否めません．しかし，その効果を考慮すると，実施する価値はあるのです．患者さんがどんな

不安や葛藤を抱えているのかは，わからないままかもしれませんが，看護師の定時訪問という行動による寄り添うケアによって，患者さんは見守られている安心を感じ，並行して行われる B の日常生活の会話によって，患者さんは自分に関心を持ってくれる人の存在を感じることで，不安感や孤独感が和らぐことでしょう．その結果，ナースコールを繰り返すという患者さんの行動は落ち着くようです．

4. 怒りが強い患者さん

　患者さんの怒りも，看護師にとってストレスが大きいです．日本の病院など医療機関では，構造的に人員は不十分ですから，患者さんにとっては，待たされるとか，医療者と必要な話が十分できない，規則が多く自由が利かない，など不満が多々あり，怒りの種を提供しやすい現状があります．医療機関では患者さんは生命の危険や人生の変化などで不安や傷つきや葛藤を抱えることが多いですから，精神的に健康な人であっても，ストレスや傷つきを怒りの形で発散することは少なくありません．さらに世間には普段から怒りっぽい人や八つ当たりする人がいますから，そういう人たちは病院ではなおさら怒りを爆発させる機会が増えるのではないでしょうか．

　患者さんから怒りを受けたとき，明らかに自分たちの手落ちがあればまず謝るのは当然です．しかし，手落ちがなく，理不尽な怒りをぶつけられているとわかっていても，他に相手の怒りをおさめる手立てが見当たらない場合には，繰り返して謝り続けるかもしれません．そんなとき，看護師は怒りと同時に無力感を感じるのではないでしょうか．患者さんが不安や葛藤を怒りで表現していると推察できる看護師は，寛容かつ誠実な態度で臨むこともあるでしょう．けれども，患者さんが不安や葛藤を怒りで表現している場合には，誠実に対応してもなかなか患者さんの怒りはおさまらず，あるいは一時的には怒りがおさまっても，またすぐに別のことで怒りを爆発させることがあります．そのような患者さんに遭遇すると，看護師はその患者さんを避けたくなりますし，患者さ

んに対して怒りや恐怖感，嫌悪感を持つことにもなりそうです．そうなっては寄り添うことなど，到底無理でしょう．

A. 謝罪と傾聴だけでは解決が難しい

　怒りは，先に述べた否認や身体化とは少し異なり，無意識ではなく，前意識か，あるいは自分でも八つ当たりを意識している場合もあります．その場合は会話が役に立ちそうです．患者さんの苦情や不満の原因が看護師や医療者側の不行き届きや手違いによるのであれば，まず誠実に謝ることは必要です．ところが，謝罪に終始したり，怒りの言動を傾聴するなど，誠意はあっても受身の対応をしていると，かえって怒りが増幅してしまうことがあります．

　以下のような場面では，看護師は謝罪と傾聴に終始しがちです．

場面 26
怒り続ける患者さん

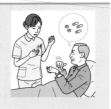

（患者）　薬がいつも遅れて来るよ．僕は食後30分にキチンと飲みたいんだ．どうしてちゃんと食後30分以内持ってもらえないんだ！

（Ns）　それはすみませんでした．注意しますね．

（患者）　おととい体を拭いてもらったときは，すごくぬるいタオルだった．風邪ひいたらどうしてくれるんだよ．僕は白血球が少ないんだ！

（Ns）　申しわけありませんでした．担当に注意しておきます．

（患者）　そんなこといったって，どうせ変わらないだろ！　ちょっとお待ちくださいいったって，1時間待たされるし…

このように次から次と苦情を怒りで訴える患者さんに対して，謝るだけでは患者さんはキチンと自分の話を受け止めてもらえたとは思えないものです．看護師によっては患者さんの怒りに対し誠意を持って傾聴しようとするかもしれません．しかし，「他にもなにかありましたか」とたずねると，次から次と苦情が出て怒りが増幅し収拾がつかなくなることがあります．患者さんも，看護師の勧めに従って，今までためていた不満を一気にぶちまけると，あとになって「言い過ぎた」と後悔したり，「クレーマー扱いされるようになるのではないか」と心配になったり，ときには「形式的に謝るだけだ」「言っても無駄だった」と看護師に対して不信感を募らせてしまうこともあるのです．

B. ここでも会話が役立ちます

　理由のある怒りに誠実に謝ることは基本ですが，次には，傾聴だけではなく看護師がきちんと言葉のキャッチボールすること，能動的に会話をしていくことが大切なのです．会話することによって，患者さん自身の本当の問題，不安や葛藤に患者さん自身が気づいたり，怒っていること自体は大した問題ではなかったと問題自体が消えていくという，会話の不思議の効果が見られることは少なくありません．

話し方の一例 〜会話を進めるために〜

Ns　いろいろ不行き届きですみませんでした．ところでタオルがぬるかったとき，その場で風邪ひくから熱いタオルにして，とおっしゃっていただければ対応できましたのに．

患者　忙しいのに悪いと思って，言わなかったよ．

Ns　遠慮なさったのですね．でも白血球が少なくて風邪ひきやすいとわかっていらっしゃるなら，ご自分のために遠慮せずにおっしゃってください．本当に風邪ひいたらたいへんではありませんか．

患者　言ってもいいのかな.

Ns　私たちも気をつけますが, 行き届かないこともありますから, そんなときはご自分の身はご自分でも大切にしていただきたいです. 看護師もそう言っていただけばわかりますから. それと, 先ほどの薬の話ですが, 食後 30 分にきちんと配れるかどうか, 申しわけないですが病棟の忙しさによっては, 私もお約束できないので, お食事のお膳に乗せて配るようにするのはどうでしょう.

患者　ああ, それでいいよ. そうしてくれる？

Ns　そうしましょう. ○○さん, もう 4 ヵ月入院していらっしゃるけど, 今まで結構遠慮して黙って我慢なさっていましたか？

患者　ああ, そうだよ.

Ns　看護師も行き届かないところがありますけど, 1 時間待たされたときも, そうおっしゃっていただければ, あとどのくらいとか説明できたと思いますから.

患者　そんなに言っていいのかな. 嫌な患者と思われたくない.

Ns　その場で言っていただけばわかりますので, そのほうがむしろ私たちは助かります.

　言葉のキャッチボールによって, 本当の問題, ここでは配薬やぬるいタオルや 1 時間待たされたエピソードだけでなく, 4 ヵ月経つのに看護師には率直に頼めないことや, 4 ヵ月間我慢していたことが会話にのぼりお互いの理解が進んで, 怒りが消えたようです. 問題解決が自然に図られているのです. 患者さんの側も受動的に我慢していたのですが, 必要なときは言葉にすれば看護師に伝わるのですから, 患者さんに能動的に声に出すことをうながしています. 看護師と患者さんが, 常日頃からなに気ない世間話ができる環境になっていることが, 隠し味のようにケアに生きてくるのです.

第 IX 章

どうして対応が難しい患者さんがいるのでしょうか

病院に来る人々は，体調不良でつらいとか，病気の不安を抱えているので，通常よりも心配事が生じ，ストレスがかかっていると考えられます．ストレスは身体面だけでなく，精神面や対人関係に影響を及ぼすことを，病院など医療機関で働いている看護師は，知っておいたほうがよいです．

　ストレスは人に影響を与えます．なかでもストレスが身体面に及ぼす影響はよく知られています[1]．ストレスは自律神経のうち交感神経の緊張を引き起こしますから，それに伴う種々の身体の変化，たとえば血圧や心拍の上昇，食欲の低下，肩こりなど筋緊張，不眠などが引き起こされることは容易に理解できるでしょう．ストレスによる交感神経緊張（闘うか・逃げるか反応）とストレス反応緩和・休息のための副交感神経緊張で体はバランスをとって健康を維持しています（表1）．後者は近年リラックス反応として知られています[2]．

表1　自律神経と身体の変化

	血圧	心拍数	呼吸数	発汗	消化管	筋肉	血流	白血球
交感神経	増加	増加	増加	増加	活動低下	緊張	中枢	顆粒球増加
副交感神経	低下	低下	低下	低下	亢進	弛緩	末梢	リンパ球増加

　そして，ストレスは身体面だけではなく，精神面・認知面にも影響を及ぼします．

1. ストレスが精神面・認知面に及ぼす影響

　ストレスを強く感じているときに気分が明るくなる人や，仕事がバリバリはかどる人はあまりいないのではないでしょうか．ストレスがかかると，精神面・認知面への影響が出てくるため，生活上の変化が生じる可能性があります（表2）．

表2　ストレスの精神・認知面への影響

1. 仕事の生産性の低下
   集中力が低下し，能率が悪くなり，注意力散漫でミスが増え，仕事がうまくいかなくなる．
2. 学習能力の低下
   意欲が低下し，理解力や記憶力が低下し，新しいことが頭に入らなくなる．
3. 対人関係能力の低下
   自己中心的で思いやりがなくなり，いらいら，短気，怒りっぽさなどにより，人間関係のトラブルが起きやすくなる．

A. 仕事の生産性の低下

　ストレス負荷が増大すると，集中力低下，記憶力低下，注意力散漫の変化が起きます．そのため，仕事を今までのように能率よく遂行することができなくなります．勤務先では仕事上のミスが増えたり，仕事が雑になるとか，家では料理を手際よくつくるとか複数の家事をこなすことが難しくなってきます．そうなると周囲の人々からは，「仕事に責任を持って取り組めない人」「無責任になった」「あの人には仕事を任せられない」と思われがちになります．

B. 学習能力の低下

　ストレスによって意欲低下，理解力の低下，記憶力低下が起きると，学習つまり新しい知識や技術の習得がなかなか今までどおりにはいかなくなります．

　第Ⅶ章で紹介した否認の防衛機制というほどではなくても，患者さんが医師の説明がなかなか理解できない場合など，悪い病気かもしれないという強い不安がストレスとなり注意力散漫によって理解力が低下していることはよくあります．ときには，目の前で言われていることがまったく頭に入らないというようなことも出てきて，何度も質問を繰り返すことになったりします．

C. 対人関係能力の低下

　そしてストレスの影響で，対人関係能力の低下も起きます．対人関係能力とは，弁舌さわやかに話ができるとか，相手の話を傾聴できるということではありません．相手に思いやりを持って，相手の話を聞いて理解し，自分もまた自分の考えや気持ちを適切に伝えることができる能力と考えます．過重なストレスがかかると，多くの場合は自分が抱えている問題に圧倒され，自分のことしか考えられなくなり，他人を思いやる気持ちが低下しますから，自己中心的な人だと周囲から見られがちになります．また，些細なことでいらいらしたり，短気になったり，怒りっぽくなりますから，周囲の人々とトラブルを起こしやすくなります．

　ストレスによる生産性の低下や，学習能力の低下が生じていると，周囲から「やる気のない人」「仕事に責任が持てない人」「仕事ができない人」など，厳しい評価を受けやすくなり，そこに対人関係能力の低下が加わると，さらにいっそう人間関係がぎくしゃくすることは容易に想像がつくことでしょう．

2. 患者さんがケアを求めても，周囲の人々が足を遠ざけるという悪循環

　以上3点は過剰なストレスによる交感神経緊張状態が持続することによって精神・認知面や行動面への影響として現れる症状です．もともとはこのようなことはなかったのにもかかわらず，ある時点からこの3点のような変化が患者さんに見られるようになったときに，看護師が「○○さんはストレスがあって，前とは変わってしまったようだわ．いったいなにがあったのかしら」と心配して声をかけることができたら，ストレス変化をよく理解していることになります．しかし，現実には「怒りっぽくなって，付き合うのが嫌だ」「物わかりが悪くて，話がくどくて嫌だ」など，看護師や家族を含む周囲の人が足を遠ざけてしまうことが多いのです．つまり，人がストレスを抱えて，潜在的に援助を欲して

いるとき，反対に周囲の人は離れていく，そのことがさらにストレスとなる，という気の毒な悪循環になりやすいものなのです．

　ストレスがさらに続くと引き続きいろいろな精神反応が出てきますが，そのなかでも抑うつの症状はよく見られるものです．ただし，抑うつの症状があるからといって，うつ病とは限りません．抑うつ状態で見られる症状は**表3**をご参照ください．

表3　ストレスによる抑うつ状態の症状

1. 情緒の変化
   ゆううつになる，気が沈む，いらいらする
2. 精神機能の変化
   気力低下，記憶力低下，集中力低下，決断力低下，興味や関心の低下，人と話すのが億劫
3. 身体症状（主として自律神経症状）
   不眠（寝つきがわるい，夜中に何度も目覚める，朝早く目覚める）
   食欲低下，味覚の低下，だるい，疲れやすい
   頭痛
   便秘，肩こり，動悸，手足のしびれ，手足の冷え
   冷や汗，めまい，頻尿

　看護師は病を抱えてストレス下にある患者さんという人々に対応するのが仕事です．そこで，患者さんがある時点からそれまでとは人柄が変わってしまったように見える場合には，ストレス過剰ではないか，なにかケアが必要かもしれない，と，客観的に理解することが必要です．ストレスへの反応として理解することで，患者さんの変化に対して看護師が感情的に巻き込まれずに余裕を持って対応できることでしょう．さらには看護師による解決策が見えてきたりするものです．

3. ストレス・バランス・モデルによるメンタルケアの考え方

　今まで精神的に健康で，社会で通常の人間関係を営めていた人でも，ストレスによって，前述のように付き合いづらい人に変化してしまう可能性があります．これは患者さんだけでなく看護師にも，誰にでも起こ

りうる変化です．そのメカニズムを看護師が理解するために，私はストレス・バランス・モデルを提唱しました[3]．

A. ストレス・バランス・モデルとは

このモデルでは，まず人の心の模式図として，天秤を考えます（図1）．天秤の左にはストレス，右にはストレス対処の力があるとします．人は誰でもなにがしかのストレスを抱えていますが，同時にストレス対処の力も持っていて，それによってストレスに対処できるので，通常は天秤のバランスは右荷重（右下がり）になっていると考えます（図2）．

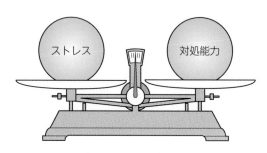

図1　ストレス・バランス・モデル〜ストレスと心の概念図〜

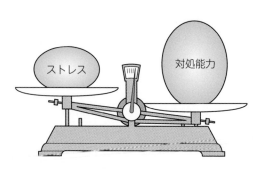

図2　通常，ストレスよりも対処能力が高い

　ストレスとは，良くも悪くも交感神経緊張を引き起こす外部からの刺激で，人はそれに適応するためにエネルギーを使うことになります[1]. ですから，人生のありとあらゆる体験はストレスになる可能性があります，たとえば家族（子供や配偶者）の死，離婚，失業，重大な身体疾患，事故・災害被災などは強度のストレスといわれていますが，それ以外にも人間関係のトラブル，過労などあらゆる出来事がストレスになるといわれています．気候や騒音などの環境，家族内不和，騒音，苦しい経済状態など慢性的な状態もストレスになりますし，本来であれば喜ばしい結婚，昇進，子供の誕生，家の新築，入学・就職もストレスになることが知られています（**表4**）[4]. つまり，なにかの変化に対応しなければいけない状況というのはエネルギーを消耗しますから，大きな変化はそれだけでストレスになるのです．

表4　ストレスとなるライフイベント

1. 人生のありとあらゆる体験 　　家族の死，離婚，失業，重大な身体疾患，過労，人間関係のトラブル，事故，災害
2. 環境 　　気候，経済状態，家族の不和，犯罪多発地域，騒音
3. 喜ばしいこと 　　結婚，就職，昇進，子供の誕生，入学，家の新築

（文献4のホームズの社会的再適応評価尺度をもとに川名が作成）

　重大な身体疾患の診断は非常に大きなストレスです．重篤な疾患では疾患そのもの以外にも，経済面，家族，仕事など複数の悩みが生じるのです．例として，がん患者さんが抱える悩み（ストレス）を**表5**に示します．他にも慢性疾患や脳血管障害，心疾患その他，疾患によって特徴的なストレスがあることでしょう．それについては各疾患領域の書籍をご参照ください．

　一方，ストレス対処の力には情報（知識），周囲のサポートシステム，経済力，会話（コミュニケーション）があると考えられます．他者からの共感は，人の精神面にとても大きな力を与えるものですが，残念ながら，共感はそう簡単にできるものではありません．ですから，共感にい

表5　がん患者に予測されるストレス

1. 病名告知，予後告知
2. 医師との人間関係
3. 看護師との人間関係
4. 身体的苦痛（疼痛，不眠，身体感覚の剥奪など）
5. 経済的問題
6. 家族問題
7. 健康の喪失
8. 日常生活の変化
9. 代替療法との付き合い方
10. 死への恐怖
11. 終末期の迎え方

（杏林大学医学部付属病院がんセンター主催：がんと共にすこやかに生きるプログラム参加者記録より川名作成）
（川名典子：がん患者のメンタルケア，南江堂，p.42，2014 より引用）

たるために会話，対話，コミュニケーションが重要になるのです．それに自然な双方向性のある会話は，気持ちのよいものなのです．

B．バランスが変化すると，その人らしさが変化する

　この模式図で天秤のバランスが右荷重（右下がり）になっているとき，つまり対処の力が相対的にストレスの総和よりも大きいときには，自分でストレスに対応することができます．しかし，左荷重（左下がり）になっているとき，つまりストレスの総和が相対的に対処力よりも大きいときに，その人らしさが変化すると考えます（図3）．この段階でまず，能率・生産性の低下，学習能力の低下，対人関係能力の低下が起き，さらにストレスが続くと抑うつ状態のような精神症状が出現します．このモデルは観念的なものなので，今のところストレスを図るチェックリストや測定用具はありません．ただ，看護師の目に，その人らしさが，ある時点から変化したように映る場合は，相対的にストレス負荷が増大しているのではないかと仮説を立てて推察してみるのです．

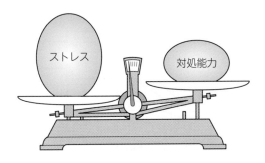

図3　ストレス負荷過剰状態
　ストレス総和が対処能力を超えて大きくなると，その
人らしさが変化する（人格変容）．

C. 看護師にとって対応が難しい患者さんへの理解

　このようにストレス増大によって，その人らしさが変化してしまい，ときには付き合いにくい人になる可能性がありますが，ストレスがさらに過剰で圧倒的なものになると人は自分の心を守るために無意識のうちに防衛機制を働かせることになります．こうなると，その人らしさの変化はさらに過度になり，第Ⅷ章で紹介したような，否認，身体化，合理化による激しい怒り，他にも強迫行為など，無意識の防衛機制が発動し，看護師にとって対応が難しい人になります．幻覚妄想も心理的要因による防衛機制の場合があります（**図4**）．防衛機制という概念は精神分析学や自我心理学の領域で用いられるものですが，患者さんのわかりにくさを理解するときに，精神科以外の看護師にとっても役立つ概念です．どのような患者さんがどのようなタイプの防衛機制を用いるのかは不明です．ただ，ある時点から対処困難になった患者さんに直面したとき，防衛機制による人格の変化の可能性が考えられます．なにより大切なのは，圧倒的なストレスが患者さんの負荷になり，患者さんが精神的に苦しんでいる可能性を推察することなのです．

　防衛機制による言動や行動の変化は無意識下のものなので，患者さん自身でさえもなぜ自分が変わってしまったのかを理解できず，どうしてよいかわからないものなのです．このような事態では看護師の合理的

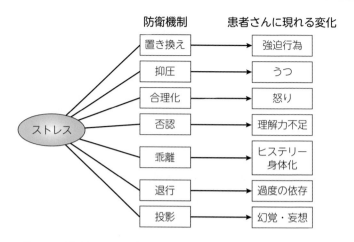

図4 防衛機制と行動変化〜自我心理学的患者理解〜

な説明，誠意ある態度や解決策の提案などの対応は役に立たないばかり
か，それが裏目に出て事態を悪化させることが多いものです．ですから
看護師にとっては本当に対応が難しいのです．

D. ストレス・バランス・モデルによる看護ケア

　一般的な声がけや励まし・説明など言葉による対応が逆効果になる患
者さんへの対応はどうしたらよいのでしょうか．その考え方を，ストレ
ス・バランス・モデルで説明したいと思います．原理はごくシンプル
で，圧倒的なストレスにより心の天秤のバランスが左荷重になっている
ところを，右荷重（右下がり）になるようなアプローチをするわけです．
つまり，ストレスを低減するか，あるいは対処の力を高めるのです．ス
トレスには引き算を，対応能力には足し算を行うようなものです（図
5）．

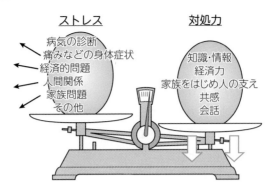

図 5　ストレス・バランス・モデルによる看護ケア

1) ストレスの軽減を図る

　まず，ストレス過重を減らす引き算のほうを説明します．ストレスは
ひとつではなく，もともと複数のストレスが人にはあって，そこへ病気
とか入院とか深刻な身体疾患のストレスが加わり，ストレスの総和が圧
倒的な量になっていると考えます．ですから，どんなに小さなストレス
であってもひとつひとつ丁寧に，取り除けるものは取り除いていくこと
でストレスの総和を減らすことができます．たとえばがんの告知が患者
さんにとって大きなストレスになっているとき，看護師はその事実を変
えることはできません．しかし，病気に関連したストレスは多々ありま
す．たとえば，病気になったこと自体がストレスでしょうが，これは取
り除くことはできません．痛みをはじめ，不眠，食欲不振，だるさなど
の身体症状は大きなストレスになります．医療費や休業休職による収入
減少などの経済的問題，入院中の同室者とのトラブルや医師・看護師
とのコミュニケーション不足などの人間関係，病院の食事が口に合わな
い，退院後の生活の不安など，病気に関連した様々なストレスがあるは
ずだし，病気には直接関係のないストレスもあることでしょう．多種の
ストレス源のなかで解決できるものはひとつでも丁寧に解決していくこ
とによって，患者さんが抱えるストレスの総和が減少します．そのため
には，一人一人の患者さんにどのような心配事や悩み，すなわちストレ

スがあるのかを，看護師が知ることから始まりますから，患者さんと丁寧に会話することがまず重要なのです．

2) 対処力を上げる

　一方，対処の力を上げるためのアプローチには次のようなものがあります．まず，患者さんが知りたいと思っている情報の提供は重要です．知識は力なり，と昔からよくいいます．また，経済的な不安がないことは患者さんの療養にとって大事な要素になります．経済的問題は看護師には解決できませんが，傷病手当金制度など利用可能な社会資源の情報提供は役に立つことでしょう．

　人の支えのなかでも，家族の愛情と支援は大きいものですが，家族には歴史があり事情を抱えていることもあり，すべての家族が患者さんの支えであるとはいえません．家族問題はすぐには解決できませんが，看護師は家族問題を抱える患者さんのつらさを聞き，寄り添うことはできます．共感は人を強くします．実際には共感は難しくてなかなかできないのですが（第Ⅵ章 p.97 参照），だからこそ，共感にいたるために会話（対話・コミュニケーション）を続けることが重要なのです．看護師が寄り添うケアを続けることで，看護師は患者さんにとって人の支えの一翼となり，患者さんがいろいろな人々にサポートされていることを実感できれば，それは患者さんを孤独にせず，勇気づけることになるでしょう．なによりも，自然な双方向性のある会話は気持ちのよいものなのです（第Ⅲ章 p.39〜43 参照）．

　ストレス低減のために，そしてストレスへの対処の力を上げるために，その両面において，会話は重要なのです．

3) ストレス・バランス・モデルによる看護ケア

　このモデルを用いたケアを実践して天秤が右荷重（右下がり）になると患者さんの防衛機制は少しずつ解除されていきます．この天秤は目には見えず，観念的かつ抽象的な概念ですが，天秤の模式図を頭に描くことで，実践できる看護ケアを具体的に考えることができますし，その結果生じる患者さんの変化は見ることができます．

　以下に，ストレス・バランス・モデルを用いて看護ケアを計画した事例を紹介します．

事例

「病状を否認していた肺がん患者」

(がん看護 26 (2): 146-149, 2021より再掲)

　患者は3年前に肺がんを発症し，当時から多臓器への遠隔転移があり，手術適応にならずに化学療法を続けてきた44歳男性である．1ヵ月前に，肺がんではなく，気胸による呼吸困難のために入院し，治療を受けていた．

　気胸の治療が一段落したある日，主治医から，化学療法の効果がなくなってきており，肺がん治療は困難な時期にきたことが告げられた．その2日後，気胸が改善したため，準集中治療室から一般病棟に転出した．

　一般病棟に移動したあと，家族も病棟看護師も，抗がん剤による治療がなくなったこと理解し，今後は患者に残された日々を有意義に過ごすことを願った．そのためにまず退院し，在宅酸素療法，在宅診療を受けながら患者が望むような生活ができればと考えた．しかし，患者にそのことを話しても本人は「僕は治療を続けたい．死ぬことは考えられない．僕は生きたいんだ」と繰り返し，家族や医療者が治療法がなくなったことを繰り返し説明しても，同じ返事で，最後には「死ぬ話はしないでくれ」とはっきり言うようになった．妻は，患者とこれからの生活その他を話し合っておきたいと思ったが，患者の強い拒絶でそれができず悩んでいた．病室内は，死の準備の話をしたい家族や看護師と，それを避けたい患者の間に緊張した空気が流れてピリピリした雰囲気になっていた．

　患者は大学卒業後大企業で工場機器の設計士として長年勤務し，部下の人望も厚かったという．妻と中2の一人息子の3人暮らしで，家庭は円満であった．

[問題点]

①患者は治療法がないという現実には直面できないで否認していると考えられた．そのため，今後の療養についての相談ができないままになっている．

②今後の療養について相談したい家族や医療者との会話を患者は回避したがった．そのため，家族や医療者との関係が，緊張感をはらんだものとなり，患者，家族，医療者の3者にとってストレスになっている．

[ストレス・バランス・モデルを用いた看護ケアのための査定]

［1］患者さんが抱えるストレスとして，①3年間に及ぶがん治療を繰り返す生活，②化学療法を終えるという医師からの話，③気胸による呼吸困難，④ADL低下（床上生活），⑤不安発作，⑥医療者や家族から死の話題を出されること，⑦家族や看護師に気持ちを理解してもらえないこと，が考えられた．

［2］患者さんの対処力としては，①愛情ある家族が存在すること，②本来は高い知的能力，③当面不安のない経済状態，④回復したいという意欲，が考えられた（**表6**）．

表6　ストレス・バランス・モデルを用いた看護ケアの展開（1）
　　　看護上の問題点と，ストレス，対処力の査定

[看護上の問題点]
1. 病状の否認
2. 1. によるコミュニケーション時の緊張関係

[この患者のストレスはなにか]
1. 3年に及ぶがん治療と入院生活
2. 化学療法の終焉の告知
3. 気胸による呼吸困難
4. ADL低下
5. 不安発作
6. 考えたくない死の話題を医療者や家族から出されること
7. 家族や看護師に気持ちをわかってもらえない．

[この患者が持っている対処力はなにか]
1. 愛情ある家族の存在
2. 本来高い知的能力
3. 当面，不安のない経済状態
4. 回復したいという意欲

　[看護目標]

　患者のストレス低減と対処力の支援により，否認が解除されることである（**表7**）.

　表7　ストレス・バランス・モデルを用いた看護ケアの展開（2）
　　　　看護目標と具体的なケア計画

[看護目標] 否認が解除される
1. ストレスの低減を図る.
　　1）患者さんが忌避する死にまつわる話題は出さない.
　　2）ADL の改善を図る
2. 患者さんの持つ力を支援する.
　　1）患者さんが，周囲の人々に理解してもらえていると感じられること.

[看護ケアの具体的な計画]
1. ADL 向上をめざすことで，患者と看護師が同じ方向で努力する.
　　①リハビリテーションの導入
　　②看護師による日常生活動作の漸進的拡大
2. 患者が周囲の人々と自然な会話ができて安心感を持てる.
　　①本人が嫌がる死の話題は避ける
　　②日常生活，本人の人となりを知るような会話，世間話をする.

　[看護計画]

　看護計画1は，まず低下している ADL の向上を図ることとした. ADL 低下は患者にとってのストレスでもあり，このケアによって看護師や家族と患者が同じ方向を向いて努力できると考えられる.

　そこで，①リハビリテーション専門の理学療法士の介入を依頼，②看護師による日常生活動作の漸進的な拡大，を計画した. 具体的には PT によるリハビリテーションの実施の他に，a. 床上での起坐位時間を徐々に延長する，b. その際にはあぐらをかき股関節の可動域を広げる，c. 排せつを床上からベッドサイドの簡易便器，室内トイレ使用を漸進的に進める，を看護師が行った.

　看護計画2は，患者と家族や看護師が緊張感のない会話をすることで，患者が安心感を持てることをめざした. そのために，①死や退院後の生活など本人が話したくないという話題は出さないこと，②家庭や仕事や家族のことなど，患者を脅かさない日常的な

会話を積極的にすることにした（表7）.

[結果]

患者はADL向上に向けて熱心に取り組み，その結果，ADLは日々改善し，数日後には酸素ボンベを携帯し付き添いとともに病院の売店まで散歩に行けるまでに回復した. 身体的な回復が実感できたようで笑顔が見られるようになった.

会話では，家族や看護師は患者の仕事場での様子ややりがい，家庭や息子さんのことなど，日常的な話題を積極的にするようになり，そんな時間は患者にとって楽しいものになったようだった. それまで張り詰めていた室内からは，患者や家族，看護師の笑い声が聞こえるようになっていき，患者と家族・医療者間の緊張感は軽減しているように見えた.

そうして1週間ほど経ったある日のこと，患者は深刻な顔つきで看護師に「ぼく，死ぬのかな」とポツリと言った. あれほど避けていた死にまつわる話題を自分から語り始めたのである. その後，自分から息子の学費の気がかりを家族に語るようになり，家族とはさらに経済的な見通しなど話し始めていたという. 家族も看護師も，患者が死について自分から語り始めたことに驚いていた. これは否認が解除され，現実に直面できるようになったと考えられる. 患者の本来の力が出てきたために生じた変化であろう.

文献

1) ハンス・セリエ：現代社会とストレス，杉靖三郎ほか（訳），法政大学出版局，p.71-90，1988.
2) ハーバート・ベンソン：リラクセーション反応，中尾睦宏ほか（訳），星和書房，p.49-59，2001.
3) 川名典子：一般病院における精神的ケアの実践. 精神看護学「精神保健」，医歯薬出版，p.122-124，1998.
4) 夏目　誠，村田　弘：ライフイベント法とストレス度測定. 公衆衛生研究 **42**(3): 402-412, 1993.

第 X 章

精神疾患のある患者さんに
対して苦手意識がありますか

1. 精神疾患と対人関係

　ここでは身体疾患のために一般病院に通院・入院している精神疾患を持つ患者さんへの寄り添い方について述べます．精神疾患を持った患者さんへの対応がわからない，難しい，怖いと苦手意識を持つ看護師は残念ながら少なくありません．それは当然ともいえるのです．なぜなら，そもそも精神疾患には対人関係の障害・困難さが伴うものだからです．教科書には，幻覚幻聴，妄想，希死念慮，抑うつ状態，躁状態などの治療法は記されていても，それらの症状を持つ患者さんとの対応方法はあまり書かれていません．また，対人関係の障害は知的障害ではありません．

　今から70年近く前に，著名な精神医学者であるサリバン（Sullivan HS）が，「精神医学は対人関係学だ」と明言した[1]ほど，精神疾患患者さんとの人間関係は困難なものなのです．しかし，現代の精神医学では精神疾患の多くは器質的病因によるものとされ，薬物による治療が主流を占めるようになりましたから，対人関係の困難さに焦点を当てて治療することは少なくなりました．近年，疾患の治療法は進歩しましたが，症状のために対人関係が困難になっている患者さんとの対応で悩む看護師の苦労は今でも軽視されているように思われます．

　看護師は患者さんの精神疾患の種類や程度にかかわらず，日々患者さんに接するわけですから，看護は精神疾患患者さんの対人関係の難しさにもっと着目してもよいと思っています．看護が患者さんに貢献できるのは，明文化された業務だけでなく，寄り添うこと（それには会話することも含まれます），環境としての役割を発揮することが看護独自の機能なのです．ですから寄り添い方が難しいとしたら，それは看護上の大きな問題です．

　第Ⅷ章，第Ⅸ章で否認や身体化の患者さんとの対応には通常の対応（対人関係）だけでは上手くいかないことを説明しましたが，精神疾患がある患者さんには，さらに多彩な防衛機制が発動されたり，幼少時からの発達過程における対人関係のゆがみが影響していることが多いものです．ですから精神疾患の診断と治療の知識を増やすだけでは患者さんに

寄り添う難しさは解消しないと思われます．そこで，寄り添うケアを実践するために，ごく簡単に精神疾患患者さんの対人関係の特徴と寄り添い方をまとめてみました．

2. 統合失調症患者

A. その対人関係の特徴 —敏感で傷つきやすくとても怖がりなのです—

　　統合失調症の患者さんの症状にはときとして妄想や幻覚，まとまりのない話や奇異な行動がありますから，それだけでも看護師はどんな会話をしたらよいのか悩むことでしょう．また，病前性格としては，内閉性（非社交的，無口，控えめ，生真面目，内閉，変人），敏感性（内気，臆病，繊細，敏感，神経質，易興奮性），鈍感性（従順，善良，温和，無頓着，鈍感）があります．確かにこういう方には寄り添いにくそうです．

　　実は統合失調症の患者さんの最大の特徴は，刺激やストレスに弱いことです．つまり敏感で傷つきやすく，怖がりなのです．心を防御する壁が薄いといってもよいでしょう．少しのストレスに対して，過剰防衛反応をするために，妄想を形成したり奇異な行動に走ったりするのです．この「傷つきやすく，怖がりやすい」のが統合失調症の患者さんの特徴であることを知って，対応のコツを考えましょう．

　　精神的に健康な人であっても，体調が悪いとか病気の診断がつくことはストレスになります．敏感で傷つきやすく怖がりな人にとっては，身体疾患になり，慣れない病院の外来や入院生活，病院で見知らぬ人に会うなどの変化は想像以上にストレスになります．外見から想像するよりも，統合失調症の患者さんは内心はるかにおびえていると考えたほうがよいです．

　　また，統合失調症の患者さんは心の防護壁がとても薄いため，大きな声・音，人との距離が近いなど，通常であれば問題ないような程度の刺激におびえ，防衛機制を発動して自分の心を守ろうとします．ですから，無意識下で否認，抑圧，身体化，退行，投影，妄想その他いろい

ろな防衛機制が使われ，認知も歪んでくるのです．

　妄想や幻覚・幻聴とは，誤った考えや認知・知覚を確信していることです．「病院にいると殺される」「医者の実験材料にされる」「看護師は毒を飲ませる」などの妄想は，その異常さゆえに周囲の人々はびっくりするのですが，「病院にいると殺される」「実験材料にされる」「毒を飲まされる」と確信している人の気持ちを想像すると，たいへんな恐怖に取りつかれていることがわかるでしょう．その結果，身を守ろうとして医師や看護師に攻撃的になることもありますから，その恐怖・おびえがわからない周囲からは「予測できないことを起こす」「怖い」と受け取られやすいのです．医療処置には痛かったり不快なこともありますから，なおさらのこと，正当な診察やケアのために患者に近づく医療者を悪魔のように怖がり，防衛的に，さらには攻撃的になるかもしれません．

B．対応の原則 ―驚かせないこと，怖がらせないこと―

　危害を加える者に見られた医師や看護師は，困惑し嫌な気分になるだけでなく，通常の対応ができないことから，恐怖や無力感を覚えることとなります．このようなときは患者さんの言動・行動を少し翻訳して考え，怖がっていることを理解して対応をする必要があります．

1）驚かせない，怖がらせないために

敏感で傷つきやすく，怖がりなので，まず驚かせないことが重要です．

①大きな音や大きな声はそれだけで患者さんがびっくりします．会話は大声を出さず，むしろ小さめの声で話します．

②早い口調や強い口調（マシンガントークとよくいいます）で話すと，患者さんはびっくりしますので，ゆっくりと静かに話しかけます．

③病室に入るときや，ベッドに近づくときは，患者さんを驚かせないようにドアやカーテンの外から「お部屋に入りますよ」「看護師の○○が来ましたよ」「カーテンあけていいですか」など，必ず声をかけてから静かに入ります．いきなり人が目の前に現れるとびっくりしてしまいます．

2) 心の壁を壊さないように，患者さんとの物理的な距離をとる

　患者さんと話をするとき，患者さんに近づきすぎないようにします．通常よりも，患者さんとの距離を空けておくほうが患者さんは安心します．たとえばベッドに横になっている患者さんと話すときには最低1メートル以上は離れていたほうがよいと思います．

　少しの刺激でも脅威に感じてしまうくらい，心の防御壁が薄いのですから，看護師は壊れそうな脆いものに近づくくらいの気持ちで接してよいのです．

3) 患者さんの恐怖感を想像してみる

　たとえば「病院にいると殺される」「実験材料にされる」「毒を飲まされる」などの妄想に支配されている患者さんに対して，その認知を正して安心させようと「病院ではあなたを治そうとしているのですよ」「毒ではなく，病気を治すための薬ですよ」など説明するだけでは，患者さんの安心感にはならないばかりか，自分の恐怖・不安がわかってもらえないと孤立感・不安感を深めてしまうことになります．それよりも目の前の患者さんがそのような怖い思いをしているのだと翻訳して受け取り「そんなに怖い思いをしているのですね．」「それは怖いですね．」「怖いときはいつでも助けにきますよ」「少しそばにいてあげましょうか」など，患者さんが感じている怖さ・恐怖を話題にします．ただし，妄想の内容を追認するのではなく，あくまでも怖さ，恐怖感を話題にし，看護師は味方になることを伝える対応が患者さんに寄り添うことになります．

　統合失調症の患者さんには他にも多彩な症状がありますが，かかわり方の原則は脅かさないこと，怖がらせないことに留意して，寄り添う会話をすることです．会話すらも刺激になりそうなときは，無理に話しかけないようにします．患者さんを脅かしてしまうと，患者さんは自分の身を守ろうとして部屋を飛び出すなどの危険な行動や，窮鼠猫を噛む，のたとえのように，暴力的な攻撃行為に出ることもないとはいえません．

4) 安心できる環境をつくる

　このようにとびきり敏感で傷つきやすく怖がりの患者さんには，朝晩

の定型的な挨拶や日課を淡々と繰り返すなど，大きな変化や刺激のない安定した環境を提供することが重要です．安心させるような小さな声で，距離をとって対応し，そのうえで会話も大切なのです．妄想的な話題について詳細をたずねることはせず，探索的な質問は避けて，むしろいつものあいさつ，天候や季節，テレビに流れるニュースその他，日々の小さな出来事についての他愛のない会話をすることが，患者さんに寄り添う大切なケアになることでしょう．このような看護師のかかわりは病気の治療ではありませんが，安定した刺激の少ない環境で患者さんの安心・安全感が保証され，まさに治療的・発達促進的な環境となります．そして，このような環境が，治療の効果を高め，精神症状の悪化を防ぐための土壌となります．

3. 抑うつ状態の患者

A. その対人関係の特徴 ―エネルギーが枯渇し疲れ切っています―

　うつ病と抑うつ状態は診断のうえでは異なっていますが，看護師の対応はほぼ同じなので，ここでは抑うつ状態の患者さんについて述べます．患者さんの性格特性には，生真面目，責任感が強い，努力家，頑固があります．ですから実は患者さんはすでにがんばりすぎて，エネルギーが枯渇しているのです．

　症状として興味・関心の低下，意欲減退があるので，前向きにならないとか，やる気がない，提案を受け入れにくいように周囲からは思われがちです．また集中力の低下や記憶力低下があるので，何度説明しても理解できないことも出てきます．

　不決断といって決断力が低下することも多いので，選択が必要なときにも決められないことが少なくありません．「どうしたいですか？」「どちらにしますか」の質問は，患者さんの意思を尊重するつもりであっても，結果的には決められない患者さんを追いつめることになるので，避けたほうがよいでしょう（第IX章 表3参照）．

　抑うつ状態の患者さんの話は迂遠になり，くどくどと同じことを繰り返して話すのも特徴のひとつです．

　焦燥感が出てくると，じっとしていられないで動き回ったり，ベッドの上で寝たり起きたりの動作を繰り返す落ち着きのない患者さんのように見えます．しかし，じっとしていられない患者さんのほうがもっとつらいのです．

　以上のような特徴から，周囲の人々は抑うつ状態の患者さんに対して「やる気がない」「怠けているみたい」「どうして前向きにならないのか」などの印象を持ちやすいのです．周囲の人々をいらいらさせるのが，抑うつ状態の患者さんの特徴だと思ってもよいでしょう．

B. 対応の原則 ―エネルギーを消費させない，温存する，蓄積を待つ―

　抑うつ状態の患者さんは，すでにがんばりすぎてエネルギーを消耗しすぎ，枯渇状態になっているのです．もともと真面目で努力家の患者さん自身もなにもできない状態に対して，自分を責め，「できない自分が悪い，だめだ」と自責感や，「やりたいけど，できない」という葛藤で，さらにエネルギーを消耗します．

　根本はエネルギー枯渇だと理解できれば，対応の原則は，患者さんのエネルギーの浪費を避け，エネルギーを温存し蓄積するのを待つ，であることが理解できるでしょう．ですから寄り添うには以下のような対応が必要になります．

1）励まさないでねぎらう

　すでに患者さんはがんばりすぎているのですから，声をかけるとしたら，「がんばってください」という励ましではなく「ずいぶんがんばってこられたのですね」とねぎらい，いたわることが適しています．患者さんに対していらいらし，じれったいと思う周囲の人々は，つい励ましたり説教したくなりますが，励ましや説教がエネルギー枯渇状態の患者さんに対しては不適切なかかわりであることがおわかりいただけると思います．世間でもうつ状態の人を励ましてはいけないといいますから，か

かわり方の原則を知らないと，励ますこともできない身近な人や周囲の人はさらにイライラを募らせる悪循環になります．

　家族や周囲の人は「患者さんのつらい気持ちを理解してあげましょう」とよく専門家に言われるようですが，エネルギー枯渇状態で動けない人の気持ちを理解することは，体験した人でないとなかなか難しいのではないではないでしょうか．むしろエネルギーが枯渇し，動けなくなっていると理解するほうが，患者さん本人や周囲の人の助けになることでしょう．

2) 変化を避ける

　変化というのは，適応にエネルギーが必要なものなので，できるだけ変化を避けるようにします．周囲の人は「気晴らしになにかしてみては」「たまには旅行などしてみては」「なにか趣味を始めてみては」など提案することが多く，患者さん自身もなんとかしなくてはと内心焦っていることが多いので，提案に従いやすいですが，これらはかえってエネルギーを消費しますから，逆効果です．むしろ規則的な日常生活を淡々と送ることで，エネルギーの消耗を最低限にすることが望ましいです．患者さん自身から気晴らしへの意欲が本当に出てくるまで待つのです．基本的には看護師は「今は新しいことはしないほうがいいですよ」と声がけを繰り返すほうが，生真面目な患者さんの焦りにブレーキをかけ，寄り添うことになります．

3) 決断を急がせない

　抑うつ症状のひとつである決断力低下は見逃せません．さらに思考力判断力も低下しているので，患者さんがあとから本当に後悔しない決断が難しくなっている可能性が高いです．決断自体が難しいだけでなく，高額な買い物や結婚・離婚・就職などの不適切な決断によって生活に変化が生じると，それに対応するのにさらにエネルギーを消費してしまいます．「うつが改善するまで，決断は先延ばしにすることをお勧めしますよ」と声をかけて，ここでも患者さんの行動にブレーキをかけることが必要になります．

4) 休養を多くとる

　エネルギーを温存し浪費を避け，蓄積を待つのに最も重要なのは休養です．真面目でがんばり屋の抑うつ状態の患者さんは休養が苦手ですから，ここはしっかりと看護師が「今はエネルギーを蓄積することが一番重要なときです」と休養を取ることを保証します．

　抑うつ状態の患者さんの多くは，その性格特性からして，「休んでなどいられない」「仕事しなくては」と焦って行動し始めがちですが，うまくいかずに空回りとなり，エネルギーを無駄に浪費することになりやすいものです．ですから活動開始や社会復帰を焦る患者さんに対して，「今は休んでもいいのですよ」というメッセージでは実は不十分です．なぜなら患者さんは「休んでもいいけど，本当は休まないほうがいい」と受け取りやすいので，「今は休まなくてはならない」という原則をしっかり伝えることがとても大切です．

　なお，エネルギーの消費を避けるという観点から，看護師が患者さんにあれこれと探索的に多くの質問することは避けたほうがよいことが多いです．長時間の会話や深刻な話題は避けて，簡単な挨拶や世間話程度にとどめるような寄り添い方がよいでしょう．

4. 発達障害の患者

A. 成人の発達障害の患者さんの特徴 ―世間のルールに合わせられないのです―

　発達障害にはいくつか種類があります．場の空気が読めない，人の気持ちがわからない，思い込みが強い，こだわりが強いなどが特徴の自閉症圏（アスペルガーを含む広範性発達障害），思い付きで行動する，うっかりミスが多い，優先度が決められない，注意・関心の切り替えが難しいなどが特徴の注意欠陥多動性障害（attention deficit hyperactivity disorder：ADHD），作業手順が覚えられない，マニュアルが理解できないなどの症状が特徴の学習障害（learning disorder：LD）です．これらの特徴

のために，対人関係では，こだわりが強すぎる，儀式的な反復ルールが決まっている，臨機応変に対応できない，自分の関心事だけには集中できる，などから，周囲との軋轢をきたしやすいのです．社会や医療・看護の現場のルールに合わせられないことが，ことに和を重んじる日本の社会では周囲の人を困惑させます．しかし，周囲だけでなく，実は患者さんたち自身がルールに合わせられないことで生きづらさを感じているのです．

B. 対応の原則 —患者さんの特徴を知ってそれに合わせる—

　発達障害の原因は脳の機能的欠損なので，現在のところは治療するとか回復することはないといわれています．発達障害の人々は周囲にあるルールに合わせて生きることが困難です．寄り添うには，看護師がその特徴を理解して患者さんに合わせて対応することが求められるのです．たとえば，以下のようにします．

1) 説明は本人が理解するまで，何度も繰り返して伝えます．本人が理解するまでの時間が本人のペースになるのです．

2) 複数の話題を一度に出さないこと．ひとつひとつの話題について，丁寧な言葉のキャッチボールが求められます．

3) 急に話題の転換をしないこと．患者さんは急に話の方向転換ができず，混乱してしまいます．

4) 決断を急がせず，時間をかけて本人が決断するのを待つことも重要です．他者が説得したり急がせることは患者さんのペースを乱すため，たいへんな苦痛になり，混乱したり耐えられないと興奮することもあります．

　発達障害を持つ人々への対応方法にはいろいろなプログラムや指南書があるので，詳細は成書にゆずりますが，発達障害の人々が，社会で生きにくい苦労をしていることを理解することが一番でしょう．寄り添うには，その特徴に合わせながら，上記の点に注意して会話をつなげていくことが大切であることは，この場合にも変わりはありません．

5. 境界型パーソナリティ障害の患者

　　パーソナリティ障害にはいくつもの種類がありますが，ここでは一般病院の看護師が遭遇することが多い境界型パーソナリティ障害の患者さんについて述べます．パーソナリティ障害は人格障害ともいわれていましたが，患者さんの人格を貶めるような嫌な言葉ですね．

A. 対人関係の特徴 ―他者をなかなか信頼できず，人間関係のトラブルでつらい思いをしているのです―

　　この患者さんの特徴としては疑り深い，人の善意や愛情にあくなき追及をする，自分が特別であるという誇大的な考え，理想化とこき下ろしの両極端を揺れる対人関係の不安定さ，気分の不安定さ，かんしゃくなど激しい怒り，他者を操作する，などがあります．そのため，周囲が振り回されてとても困ることがよくあります．ときどき，入院患者さんのなかには，看護師を好きな看護師と嫌いな看護師に分けて，嫌いな看護師に対して敵意を見せる人がいます．気に入った看護師に対しては，その誠意や善意を求め続け，なにかのきっかけに自分の期待どおりにならないと，今度は裏切られたと感じて突然嫌いな看護師に分類し敵意を見せたりします．このように，対人関係がとても不安定です．看護師はわがままな患者さんと思って嫌悪したり，患者さんの態度が突然変わることを怖いと思うことがあるでしょう．

　　実は本人自身もこの不安定な対人関係パターンのために決して幸せではなく，生きづらさを感じていることを忘れてはならないのです．

　　患者さんの不安定な対人関係は，不安定でゆがんだ養育環境によってつくられてくるので，私には養育環境の障害のように思えるのですが，養育者も悪意があって子供の人格をゆがめたわけではなく，養育者自身が困難を抱えていたために安定した養育環境をつくれず，どう養育すべきかわからなかったためと思いますから，実は養育者にも援助が必要だったと考えられます．いずれにせよ，境界型パーソナリティ障害であることは本人の責任ではありません．養育環境は子供の人格にとって

は鋳型のようなものですから，長年にわたり，いびつな鋳型にはまっていると，その人の対人関係が歪んでしまうのです．

　患者さんの対人関係のパターンは，「よい人か，悪い人か」「好きか，嫌いか」と白黒つける極端なところがあり，「よいところもあるけど，悪いところもある」と人の善悪の両面を見ることや，白黒ではない灰色もあるのが人間，という考え方が苦手です．ですから，看護師は「よいところと，嫌なところの両面がある人」つまり普通の人になることを意図的にめざします．

　患者さんにとって，自分の理解者だと思える看護師がいることはよいことです．それがお気に入りの看護師になるでしょう．しかし，お気に入りの看護師に対して，まるで愛情が本物かどうかを確かめるかのように好意や善意を常に求め続けることがあります．

　看護師は患者さんの期待にすべて応えられるわけではないので，患者さんにとって「よい人」であり続けることはできないのですが，患者さんは「よい人」でないと思うと裏切られ傷つき，今度は「悪い人」だと怒りはじめます．これが境界型パーソナリティ障害の患者さんの典型的な対人関係パターンです．

B．対応の原則 ―患者さんの不安定さに振り回されず，安定した対人関係をつくること―

1）対人関係の恒常性をめざす

　ときには看護師を信頼して理想化したり，別のときには反対にこき下ろしたり，怒りを爆発させたり，と激しく揺れることの多いこのパーソナリティの人に寄り添うための原則は，この対人関係の不安定さに看護師が動じないことです．患者さんに特別に信頼され愛着を示されたとしても，看護師は信頼関係ができたと過信しないことと，反対に，患者さんから激しい怒りや敵意を示されても，おびえたり逃げたりせずに患者さんに淡々と変わらない関心を向け続けることが大切なのです．

　たとえてみると，患者さんの感情の波が激しく押し寄せても（好意），

逆に引き潮になっても（敵意），看護師は波打ち際に立てられた杭のように，波に負けずにしっかり立っていることを想像してください．愛情と憎しみの両極の間を揺れ動く患者さんに対して一貫した態度で接することを精神看護では，対人関係の恒常性を保持するといいますが，看護師のそのような付き合いが患者さんに寄り添うために必要です．

2）付き合い方のルール（枠組み）をつくる

　不安定な患者さんと，対応する看護師の双方にとって，安心できる環境をつくるため重要なのはルールです．対人関係の枠組みといってもよいかもしれません．

　ルールといえばまず病院の規則です．入院生活や外来受診のルールで特別扱いしないことです．しかし，「規則だから」と突き放すような対応では，ただでさえ不安定な患者さんは，普通以上に傷つくことがあります．「○○さんの希望に沿えないのは，残念で申し訳ないけれど，病院の規則だから仕方ないのです」など，患者さん側の気持ちに配慮を示しつつ，特別扱いはしないという対応が求められます．

　さらに大切なのは，看護師と患者さんのかかわり方のルール・枠組みづくりです．患者さんはお気に入りの看護師に，要求することがいろいろ出てくるかもしれませんが，すべてに応えられる理想的な看護師にはなれないこと，ならないこと，しかし見捨てないことが患者さんにわかるような付き合い方のルールをつくるのです．このルールづくりでは患者さんと看護師が話し合って合意を重ねていくのです．その結果，患者さんの対人関係の不安定さがルールという枠組みのなかにおさまっていき，患者の不安定さや感情の揺れ幅が小さくなっていくと予測できますし，看護師にとっては患者さんに巻き込まれることなく，患者さんに関心を持ち続けることができます．

場面 27
患者さんと看護師がルールについて
話し合う

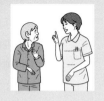

話し方の一例 〜会話を進めるために〜

患者 私は時々，気持ちが落ち着かなかったり，寂しくなったり，すごく不安になったりすることがあるの．死にたくなるときもあるの．そんなとき，看護師さんのところにきてもいいかしら．

Ns.A そうだったんですね．そんなときがあるのですね．私たちでよければ，お話を聞きますよ．

患者 そういう気持ちになったら，いつでも聞いてくれる？　特にAさんに聞いてもらいたいの．一番わかってもらえると思う．

Ns.A 私はいつも勤務しているわけではないし，他の仕事もあるから，いつでもいいとはお約束できないです．どうしたらいいかしらね．

患者 じゃ，一日1回は必ず時間とってよ．

Ns.A うーん，他の仕事もあるし，毎日聞いてと言われても，それも約束できないですね．

患者 ほんとは私の話なんか，聞きたくない？　忙しいもんね．

Ns.A そういうことはありませんよ．聞いてあげたいですよ．でもできないお約束はしてはいけないでしょう？

患者 ・・・

Ns.A すごく不安とか，死にたいとか，つらい気持ちになったら，どの看護師でも声かけていただけませんか．そんなときは短い時間，そうね 10 分くらいになるかもしれないけど，必ずあなたのそばに行くようにしますから．私は週 1 回ちゃんと1 時間とってお話聞くことにしますけど，どうかしら．

患者 他の看護師さんも，それやってくれるのかしら．

Ns.A みんな○○さんがつらい思いしていると思ったら，心配ですから，いたしますよ．

患者 A さんとの話，週 1 回 1 時間じゃ少なすぎるしそんなに待てない．

Ns.A 週に 1 時間以上は無理だからお約束はできないと思います．でも，私が勤務しているときは，○○さんに声かけたりしますね．

患者 ほんとに時間とってくれる？

Ns.A そういうお約束でやってみませんか．私は，曜日は決められないけど，週 1 回 1 時間○○さんとお話します．もしつらい気持ちとか死にたいとか思ったら，看護師に声かけてくださいね．必ず短時間でもそばに行きますから．そういう約束を他の看護師にも伝えておきますね．

患者 ふ〜ん．救急患者が来たりして忙しいときはどうせできないでしょ．

Ns.A 万が一にもそういうことがあったら，ほんとうにごめんなさい．そういうことはないように私たち看護師もがんばりますから．やってみてどうかはまた来週話し合いしましょうね．

　この患者さんはこの看護師に頼ったり求めたかと思うと，疑ったりすねたりしています．

ルールという枠組みによって，患者さんは，希望どおりではなく中間で折り合いをつけることになり，白黒ではない中間を学びます．また患者さんの要求をある程度満たすと同時に，ルールに従うことによって患者さんは見捨てられる，嫌われるという不安を低減することになるのです．看護師にとっては，不安定な患者さんによる受動的な振り回され感を低減し，負担が少ない形で患者さんの期待に応え，関係性を保持することができますから，安心して寄り添うことにつながるでしょう．

　枠組みづくりというと，看護師が振り回されないように患者さんとの距離を置くことと考えられがちですが，むしろ大切なのは看護師が枠組みのなかに患者さんを入れ，安心・安全にかかわりを継続することです．

　なお，ルール以外でも，日常的な挨拶やちょっとした立ち話・世間話などなにげない会話は，看護師が患者さんに対して関心と心配を持ち続けていることを示すことになり，治療的・発達促進的環境の一部になることを付け加えておきたいと思います．

文献

1）　H.S. サリヴァン：第1講 基本概念．現代精神医学の概念，中井久夫ほか（訳），みすず書房，p.20，1976.

第 XI 章

その場限りの救急場面では寄り添うってどういうことでしょう
― 一期一会の看護 ―

看護師が接する患者さんには，身体的問題はなかったのに，突然事件や事故に遭遇して搬送されてくる被害者や，自殺未遂患者・自傷行為患者がいます．救急外来，外科外来，整形外科外来，婦人科外来，救急センターなどで応急処置を行うときだけが看護師との接点という場合もあります．このような人々に寄り添うとは，どのようなことなのでしょう．一番最初に出会う医療者が看護師であることが多いですから，看護師の寄り添うケアは初期対応から始まることになります．救急場面で看護師が出会う被害者，自殺未遂・自傷行為患者は，一期一会のかかわりで終わることが多いですが，どんな場所でもいつもの看護業務のなかで会話することで，治療的・発達促進的環境の一要素になれますし，寄り添うケアはできるのです．繁忙な救急場面での医療処置介助・ケアに携わりながら，患者さんとの会話にほんの少し意識を向けて意図的に会話していくことで，看護の力を発揮できると私は考えています．それは表には見えなくても，隠し味のようにその後の被害者や自傷患者に影響を及ぼすことでしょう．

　この最終章では，一期一会の人々への寄り添い方や会話について述べたいと思います．

1. 被害者について知ることから始めましょう

A. 被害者と救急医療機関

　被害者は突然の出来事で救急外来などに搬送されます．いわゆるトラウマを受けてくるのです．救急領域では，トラウマという語は事故などの「外傷」として使われています．近年，事件・事故による心的外傷をトラウマと呼ぶ傾向にありますが，心的外傷ケアの大御所の金先生の本「心的トラウマの理解とそのケア」[1] を参照して，本書では心的外傷を心的トラウマと表記したいと思います．心的トラウマとは，ストレスよりも格段に強く，人の心に対して極度に破壊的な強さを持つものとされています．たとえば危うく死にかけるとか，重症を負う，性的暴力の被害

など日常的では見られない体験が心的トラウマになります[1]．ですから事件・事故の被害者に遭遇することが多い救急領域の看護師は，身体的ケアをしながら心的トラウマへのケアを初期の段階から提供する重要な位置にいると考えられます．

B. 被害者ケアの提供者

　救命救急士や看護師は，被害者に被害後かなり初期に出会う人々ですから，最初の接触が大きな影響を及ぼす可能性があります．しかし，心的トラウマはその衝撃の強さゆえに特殊な心理・行動・身体の反応を伴うため，通常のストレス反応への対応では不十分なため，看護師が接し方に困惑したり，判断に迷うことが出てきます．被災直後に始まる心のケアの重要性が叫ばれ，サイコロジカル・ファースト・エイド[2]が提唱されていますが，実はこれは一般市民や救援者向けのものです．救急の現場の看護師は医療職であり，身体的なケアを提供している専門家ですから，一般市民とはまた異なった，救急医療に携わる看護師だからこそできる，またしなければいけない寄り添うケアがあるのです．身体的処置やケアに追われる現場で，隠し味ではあっても欠かせない重要なケアのひとつです．

C. 被害者の種類

　被害者には2種類あり，事件・事故・災害のようにある時点で特定の出来事によって引き起こされる心的トラウマの被害者と，虐待のように長期にわたり繰り返される慢性の心的トラウマの被害者です（**表1**）．救急場面では前者に対応することが多いと思います．前者と後者では同じ心的トラウマへの反応症状が見られますが，症状の出現の仕方がかなり異なり，後者はよりわかりにくいことが多いといわれています[3]．

表 1　総合病院で遭遇する被害者

1. 自然災害・事件事故の被害者—心的トラウマ被害者
   - 自然災害の被害者
       地震, 津波, 洪水など
   - 事故の被害者
       交通事故, 航空機事故, 転落, 溺水, 火災など
   - 犯罪被害者
       殺人未遂, 強盗, レイプ, 虐待など
   - 無差別テロ
       自爆, 爆発
       大量破壊兵器（weapons of mas destruction：WMD,
           核兵器, 生物兵器, 化学兵器）
2. 虐待被害者—長期にわたる慢性的な心的トラウマ被害者
   - DV（domestic violence）
   - 子供の身体的精神的性的虐待, 養育放棄
   - 高齢者の虐待

D. 被害という心的トラウマへの反応症状

　被害者は, 心的トラウマ反応として特徴的な3症状である, 1）反復・再体験, 2）無感覚・無関心・回避, 3）過覚醒のうちのひとつ以上を呈します. これらになじみのない方も多いと思いますので, 簡単に説明します.

1）反復・再体験

　反復・再体験とは心的外傷体験となった災害・事件・事故の場面を繰り返し思い出し, それも, 思い出そうと思わないのに突然イメージが頭に侵入してくる症状です. 事件・事故の現場ではない場所や無関係な場所・時間に, 現場で体験したような激しい恐怖や苦痛を伴う想起が, 自分の意思とは無関係に出てくるのがフラッシュバックで, 睡眠中に繰り返し体験やその苦痛が出てくるのが悪夢です.

　この症状は, 外傷体験後かなり時間が経ってから突然出現することがありますが, 救急外来などでは, 災害・事件・事故体験のときそのままに恐怖や絶望感などの激しい感情があふれ出ているような場面はよくあることでしょう.

2) 無感覚・無関心・回避

　無感覚・無関心は，反復・再体験とは逆に，災害・事件・事故で体験したことをまったく思い出せないとか，あるいはまるで他人ごとのように冷静に被害体験を話すことができたりする症状です．冷静沈着に見えるので一見問題なさそうに周囲からは見えますが，実際にはこの無関心・無感覚の状態の状態になっている可能性があります．これは被害者が強がって冷静に振舞っているのではなく，無意識に心的トラウマ記憶やそのときの感情を意識から切り離す（乖離）という心の防衛機制によって生じるものです．

　回避は，心的トラウマ体験についての話題や刺激を避けるとか，被害を受けた現場には決して近寄らないなど，思い出さないようにする過度の継続的な努力です．被害直後だけでなく，時間が経過しても事故現場に近寄れない，テレビニュースを見ない，電車・自動車に乗れないなど，日常生活を不自由にするほどの影響があるものです．

3) 過覚醒

　災害・事件・事故の被害者には，心的トラウマという極度なストレスへの反応として極度な交感神経過緊張が生じ，それによるいらいら，落ち着きのなさ，びくびくおびえ続ける過度な警戒感，集中困難，いらいら，不眠が続く場合があります．これが過覚醒です．頻脈や高血圧など，身体症状を伴うこともあります．救急外来でいらいら怒りっぽいとか，落ち着きのない被害者は，この過覚醒の可能性が高いです．

4) 症状の現れ方

　災害や犯罪・事故など，特定の時期に発生した出来事による被害が心的トラウマになっている被害者の場合，これらの3症状が出来事発生後から1ヵ月以上継続している場合に心的外傷後ストレス障害という診断となり，1ヵ月未満であれば急性ストレス障害という診断になります[4]．ですから救急センターや救急外来などで出会う被害者は診断名でいえば急性ストレス障害ということになります．

　外傷体験直後の数分から数時間は，激しい感情があふれ出す時期で，

この段階では過覚醒と反復・再体験が前面に出ていますが，数時間以降経過すると，反復・再体験と無関心・無感覚の相反する2症状が，交互に現れるといわれています[5]．つまり，落ち着いて冷静に見えた人が突然泣いたり震えたり怒り出したりするとか，その逆もあるということです．なお，反復・再体験や過覚醒など，激しい症状の治療については専門書を参照してください．

　救急センターや外来，外科外来，整形外科外来，産婦人科外来で働く看護師の多くは，精神的ケアの専門家ではありませんから，以上のような激しい情動変化に驚くかもしれませんが，これらが症状だと知っておくことが大切です．また，診断基準を満たさないまでも前述の精神症状で苦しむ被害者がいるのです．さらには，抑うつ状態などの気分の変調が見られることもありますから，看護師は診断の有無にかかわらず，身体的なケアを提供しながら寄り添うケアを提供する必要がありますし，それができるのは看護師なのです．

　一方，虐待は長期にわたり繰り返し家庭内という密室で発生する慢性的な心的トラウマとなります．長期的・慢性的な心的トラウマの症状は，解離症状や自傷傾向や身体症状，遷延した抑うつ症状が前面に出るとか，パーソナリティ障害の様相を示すなど，複雑多彩でわかりにくく，治療には困難が伴うといわれています．詳しくは精神科治療の領域の成書をご参照ください．

E. 看護師は被害者にどう寄り添ったらよいのでしょう

　では，災害・事件・事故の被害者には，どのように寄り添い，会話できるでしょうか．看護師は被害者に最も早くに出会う人です．ここでは，看護師の初期対応と，その後の専門家の対応や治療に結び付けるために欠かせないケアについて述べたいと思います．

1）災害・事件・事故の被害者 ―ある日突然に―
　日時や場所が明らかな災害や事件事故の被害者は，被害に会うことで，それまで持っていた安心感・安全感を根底から覆されています．自

然災害の場合は，それまでなじんできた山や川・海・大地が人を襲う大災害ですし，日常利用している交通機関や車両の事故であれば安心感・安全感が覆ることは想像に難くないでしょう．明らかに加害者がいる犯罪，無差別テロ事件では，人の悪意に直面するので，より重篤とされています．殊に拷問は人への不信・恐怖を募らせます．そんな体験をした被害者を前にして，看護師も圧倒されて言葉を失うかもしれません．

　このように，安心感・安全感を喪失し人や社会への不信感を抱える被害者へのケアの最終目標は，一度崩れかかった安心感・安全感を保証し，人や社会への信頼を取り戻して元の生活に戻っていけるように援助することです．それには時間がかかりますから，長期的に支援提供できる人々や機関からの援助を被害者が受けられるようにするために，援助者や支援機関は信頼できるのだと被害者が思えることが大事です．ですから，被害直後にまず接する援助者・医療者である看護師が果たす役割が大きいのです．

　救急の現場で特殊かつ専門的な心のケアをするのではなく，身体的なケアを提供しながら，重要な隠し味のケアができるのが看護師です．被害者を前に困惑して無言で身体処置やケアをするのではなく，少しの声がけや会話をすることで寄り添うことができますし，会話の力によって，寄り添うことが重要な初期のメンタルケアになるのです．

a. 安心・安全な環境の提供
①安全な場所にいることを伝える
　被害者が，突然救急搬送されると，自分がどこにきているのかさえ，わからないことがあり，それだけで不安になりますから，まず場所や施設名を声に出して伝えます．そして，ここが安全な場所であることをはっきり告知します．さらに自己紹介して，誰と話しているのかがわかるようにします．近年，医療スタッフのユニフォームだけでは医師か看護師かそれ以外の職種かの区別がつきにくいですし，感染予防のマスクで目以外の表情が見えないスタッフに対して，被害者は不安を感じることがあります．

場面 28
救急搬送された被害者との会話

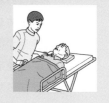

話し方の一例 〜会話を進めるために〜

(Ns.A) ここは○○病院の救急センターですよ． △△市にあります．
最寄りの駅は◇◇です．

(Ns.B) 私はこのセンターの看護師の○○ですよ．

　そして，自明のことであったとしても，被害者がいる場所が安全であ
ることを，はっきりと告知します．
　犯罪事件やテロ事件の場合，多数の被害者とともに加害者が誤って
同じ病院に搬送された場合には特に注意し，決して被害者が加害者に接
することがないようにしなければいけません．

場面 29
救急搬送の被害者にここは安全だと伝える

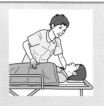

話し方の一例 〜会話を進めるために〜

(Ns.A) ここは免震構造の建物ですから，また地震が起こっても大丈
夫ですよ． 安全です． 心配しないでください．

(Ns.B) ここは高台にあるので，洪水は襲ってきません． 安全ですよ．

(Ns.C) ここには犯人はいませんから安心してください．

　ここが安全な場所であることを言葉で伝えること，言葉によるかかわりが寄り添うケアの始まりです．

②被害者を一人にしない

　被害者は心理的に孤独になりやすいといわれています．それだけでなく先に述べた再体験症状で恐怖感が襲ってきたときや，過覚醒症状によりビクビクと過敏に怖がるときには，突然部屋を飛び出すなどの危険な行為に及ぶ場合があります．これは看護師にとってだけでなく，被害者にとっても予測不能で，フラッシュバックなどに伴って突然に起こる可能性があります．ですから，危険防止のためにも，一人きりにしないことが重要です．看護師だけでなく，事務職，医療助手，家族など誰かが付き添うように配慮する必要があります．

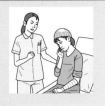

場面 30
被害者を一人にしないと伝える

話し方の一例 ～会話を進めるために～

Ns　怖い思いをされましたね．私たちの誰かがそばにいますから安心してくださいね．ご家族が来るまでは私たちがいますよ．

③被害者が他のひん死患者を目撃しないよう配慮する

　被害の種類や程度にかかわらず，被害者はもしかしたら自分は死んだかもという恐怖を抱えていることが多いのです．救急センターや外来，集中治療室などで，呼吸器装着患者やひん死患者を目撃することは死の直面化につながります．死ぬかもしれないという心的トラウマ体験が，病院内で実際にひん死患者を目撃することで再度体験すると二次被害になる可能性があります．救急センターだから重傷者がいてもあたり

まえの風景，と考えるのは医療者だけと肝に銘じておきましょう．

（被害者） 交通事故にあってね，そのときぶつかる瞬間を覚えていて怖いんだけど，それより，隣のベッドのおばあさんが呼吸器ついて灰色の顔色してほとんど死にかかってるんだよね．それのほうがずっと怖くて眠れなかったよ．それを今も何度も思い出すんだよ．

こんな話をする被害者は少なくないのです．

④被害者が，被害者であることをしっかり受け止める
　被害にあったことをいたわる言葉かけは惜しみなくします．
　被害者の身体的侵襲が深刻なレベルでない場合でも，被害に遭遇したのは被害者本人にとっては不本意で，決してよいことではないのです．医療者にとっては「軽い怪我でよかった」と思えることであっても，被害者にはよかった出来事ではないのですから，「よかった」というフレーズは不適切な声がけです．被害者にとっては「なにがいいものか」「被害者の気持ちなどわかってもらえるはずがない」と医療者不信や怒りを感じるかもしれません．
　時が経過し，被害者自らが「怪我は軽くてよかった」と言うのであれば，いっしょに「よかったですね」と伝えることは寄り添うことになります．
　他にも，被害者に対して避けるべきなのは，「がんばってください」などの決まり文句のはげまし，「これを乗り越えていけますよ」「早く忘れて先のことを考えてくださいね」などの安易な楽観・前向き志向の声がけです．これらは被害者を傷つけることになります．

場面 31
被害にあったことをいたわる

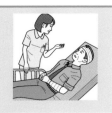

話し方の一例 ～会話を進めるために～

Ns.A ひどい目に会いましたね.

Ns.B たいへんな被害に会われましたね.

Ns.C こんな事故, 予想しなかったでしょう, 傷は軽くてすみましたけど, たいへんなことです.

⑤正義感を示す

　犯罪被害者や無差別テロの被害者のように加害者が明らかにいる場合, 上記のような「たいへんな目に会いましたね」などのいたわりの言葉だけでは, 気持ちに寄り添うには不十分に思えます. 被害者は加害者に対する恐怖と同時に心の奥には怒りがありますから,「社会の一員として犯罪は許さない」という姿勢, 犯罪への怒りを伝えることが被害者の気持ちに寄り添うことになります. 医療者ことに看護師は被害者が被害後一番最初に出会う人ですから, 一般社会の代表者ともいえます. 看護師をはじめ医療者が正義感を示すことは, 被害者が社会全体に対する信頼感を回復させる第一歩になります.「あなたは運が悪かった」という声がけは, 犯罪は加害者の罪ではなく運だといっているようなものですから, まったく不適切です. 犯人への怒りが看護師・医療者への怒りや不信感につながり, 人間社会への不信感になりかねませんから, 隠れた二次被害を生じさせないよう, 堂々と正義感を表明しましょう.

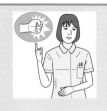
話し方の一例 〜会話を進めるために〜

Ns.A こんな事件，許されないわ！　日本は法治国家ですよ！

Ns.B こんな事件を起こす人がいるなんて，とんでもないことだ．
ほんとにひどい！

Ns.C 犯人は捕まったのかしら！　許せません！

b．養生法と PTSD 予防のための情報提供

　先に述べた心的トラウマの 3 症状①反復・再体験，②無関心・無感
覚・回避，③過覚醒が 3 ヵ月以上経過しても遺残する場合，症状の数
によって PTSD（post traumatic stress disorder：心的外傷後ストレス障害）
と診断されることがあります．その診断基準は成書をご参照ください．
しかし，PTSD の診断基準に合致しなくても，ひとつでも症状があれば
被害者の苦痛になります．まして PTSD と診断されるほどであれば，被
害者の人柄が変わったように見えたり，仕事ができなくなるなど，家庭
内や社会での人間関係に悪影響を及ぼすことになります．その悪影響は
時間が経過しても回復しないばかりか，ときにはさらに悪化することも
少なくないため，PTSD の予防はたいへん重要なのです．

　PTSD という用語自体はだいぶ普及してきましたが，その養生法や被
害者との接し方を知らない人は少なくありません．被害者の大多数は自
分が弱いから事件が立ち直れないとか，自分で対処し乗り越えるべきだ
と考え，一人で苦しむ傾向が強いようです．そのため，被害者本人と家
族への正しい情報提供が必要なのですが，その機会は救急領域の医療機
関をおいては他になかなかないのが現状です．

　被害者に情報提供すべき内容は，①被害後の反復・再体験，無感覚・無関心・回避，過覚醒といった苦痛な精神症状が，誰にでも起こりうる自然な反応であること，②多くは自然に回復していくこと，③被害後の養生法（表2），④症状がつらい場合（表3）には治療できること，⑤相談窓口の情報，です．これらを知るだけで安心する被害者は多いのです．

表2　PTSD 予防のための養生法

1. 休養を十分にとる
　まず休養し，その後も 2 ～ 3 ヵ月は通常よりも活動を減らす．残業しないなど．早くもとの生活に戻ろうと仕事をしすぎるのは逆効果．
2. 親しい人との語り合い
　事件について語る人がいることが重要．話を避ける必要はない．
3. 安全な場所での生活
　事件・事故の現場や思い出すような場所から離れる．
4. 規則的な日常生活を送る
5. 刺激や変化を避ける
　気分転換の旅行などは，無理にしない．むしろ安定した生活を続けるほうがよい．

表3　被害者が受診すべき症状

- 不眠，悪夢，フラッシュバック，恐怖，いらいらなどの苦痛症状が続く．
- 被害後，職場で仕事がうまくいかなくなった．
- いらいらしたり，人間関係のトラブルが増えた．
- 飲酒量が増えた．
- 抑うつ的になった．

　救急医療機関での情報提供に際して，被害直後の被害者や家族の多くはまだ口頭での説明を理解するだけの気持ちの余裕はないかもしれません．そのため簡単な被害後の反応および養生法，受診すべき症状についてのパンフレットなどを準備しておき，後日被害者や家族が読めるような準備をしたらよいでしょう．

場面 33
PTSD 予防のための情報提供をする看護師

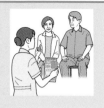

話し方の一例 〜会話を進めるために〜

Ns.A 被害に会うと，誰でもここ（パンフレット）に書いてあるような症状が出るものです．でも，自然に落ち着くことが多いものですから，あまり心配なさらないでくださいね．

Ns.B でも，症状が長引いたり，ご自分で不眠やフラッシュバックや恐怖感とか，ここに書いてあるような症状（表3）がつらいと思ったら，治療できるのですからから，○○相談センターか△△クリニックに相談してみてくださいね．我慢しすぎないこと，ひとりで抱えないことが大切ですよ．

Ns.C ご家族の方も，ちょっと落ち着いてからでいいですから，一度これ（パンフ）をお読みになってくださいね．わかっていれば安心なこともありますから．

　このように，パンフレットを渡すときに看護師が言葉で情報の必要性を説明することが医療者からのメッセージになりますから，省かずに，言葉できちんと伝えましょう．

2) 虐待被害者 —被害を認めたがらない被害者—

　虐待被害者には，DV（domestic violence），子供の虐待，高齢者の虐待，があります（表1）．いずれも虐待は長期にわたり家庭という密室内で行われるので，その体験は長期的かつ慢性の心的トラウマ反応を引き起こします．前述の症状の現れ方に少し述べたように，長期的かつ慢性の心的トラウマ反応は複雑なもので，看護師にとっては，理解しがたい

反応に見えることがあるかもしれません.

a. DV 被害者への対応

DV 被害者を発見した場合, 医療者は警察や相談センターに通報することになっていますが, その際に被害者の意思を尊重することになっている^(註1)ため, 通報して被害者を保護したい看護師と, それを拒む被害者との間で, 看護師が困難を感じることがよくあります. DV 被害者と会話するときに看護師がよく困惑するのは, DV 被害者自身が被害者だと認識していないことが多いことです. 加害者とは別の場所で DV 被害者本人だけと話すことは大前提ですが, それでも, 長年にわたって虐待を受けている場合には, 虐待行為が日常で, 被害者にとって特別なこととは感じられなくなっています. たとえば, 被害者は加害者が暴力をふるうのは自分が悪いからとか, 自分がいたらないから罰せられると考え, 被害を認識できないことが多いものです. それどころか加害者が穏やかなときは優しい面があるといって加害者に過剰な理解を示したり, 加害者を弁護することもあるので, 対応する看護師は, 虐待被害者であることを認めない被害者に対して, 理解に苦しんで困惑したり, いらいらして怒りを感じたり, 被害者を変わった人・変な人と考え, 寄り添うことに困難を感じると思います.

被害者に対して看護師が困惑, 怒り, 嫌悪感など不快や対応への困難感がある場合には, そのような気持ちを起こさせるのが DV 被害者の特徴であると考えればよいと思います. 理解できない DV 被害者の行動・言動を前にしたとき, 看護師の頭のなかで少し注意しながら会話する必要があります. DV 被害者の言動・行動に困惑して対応を止めるのではなく, 被害者がつらい思いをしてように見えること, DV のように思えること, 被害者の味方をしたいと思えることをアイ・メッセージで率直に伝えて会話を続けることが寄り添う第一歩になります. それでも DV 被害者はその場では自分を被害者だと認めないことも多いものですが, 看護師は急がずに, 配偶者やパートナーから再度暴力を受けたときの避難場所や相談窓口を紹介しましょう.

---

^{註1)} 配偶者からの暴力の防止及び被害者の保護等に関する法律

場面 34
DV 被害者との会話

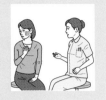

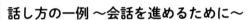

話し方の一例 〜会話を進めるために〜

Ns この傷は，ご主人に殴られたのですね．

被害者 そうです．でも私がいたらないから…．部屋を掃除しておく
ように言われていたのに，やってなかったんです．

Ns それにしてもひどい殴られ方ですよ．骨折までしてるんです
から．これは暴力ですよ．私は DV と考えますけど，○○さ
んはどうお考えなのですか？

被害者 私がきちんと言われたことをしていれば，こんなことはない
のです．彼はお酒が入っていないときは，昔の優しい人のま
まで…．あの人も仕事でストレスがたまってるのだと思いま
す．家族のために働いてくれていますから．

Ns ご主人にも苦労はあるかもしれませんが，それにしてもこれ
が暴力であることは確かです．こんなことが続いてはいけま
せんから，警察に通報しませんか．通報はご主人を罰するた
めではないのですよ．○○さんを守るためです．

被害者 そんなおおげさにすることはないんじゃないかしら．

Ns 通報すれば，そのこと自体が，今後ご主人にお酒が入ったとき
の暴力を抑える歯止めになるかもしれないですよ．ご主人もス
トレスがたまっているかもしれないとおっしゃいましたよね．
通報すれば，ご主人のストレスを警察で相談する機会になると
思いますよ．ご主人ご自身も○○さんとは別に相談に乗っても

らえると思います．このままでは○○さんの身が心配です．

（被害者）まあ，いいです．慣れてますから，帰ります．

（Ns）○○さんが同意してくださらないと，私たちは勝手に通報できないのですが，○○さんの身が心配です．またこんなことがあったらすぐ来てくださいね．怖いと思ったら，逃げてくださいね．お家に帰ったら相談センターに相談してみることも考えてみてください．そこでは暴力ふるわれたときに逃げる場所を紹介してくれるとか，○○さんのことをいっしょに考えてくれると思いますから．

　このような場面では看護師が無力感を覚えるかもしれませんが，看護師を信頼できると思えること，その看護師の発する言葉が思いがけずに心に留まり後々の変化につながることがあるので，かかわりは重要なのです．

b．子供や高齢者の虐待被害者への対応

　子供や高齢者の虐待被害者が医療機関ことに救急場面に登場するのは，虐待による怪我など身体的問題の治療のためが多いでしょう．

　子供や高齢者に対する身体的・心理的・性的虐待や養育放棄の虐待が疑われたら，発見者は児童相談所や福祉事務所に通告を[註2]，高齢者への虐待が疑われた場合は市町村に通報をする義務があります[註3]．担当機関に通報して被害防止につなげることは発見者の義務ですから，通報のことでDV被害者の場合のように看護師が葛藤を感じたり困ることは少ないでしょう．

　子供や高齢者が長期にわたって虐待被害を受けていると，DV被害者同様，なかなか自分が被害者であることを認識できません．特に子供の場合，親など養育者からの暴力が子供には愛情表現として長年受け止められていることもあり，親や養育者に対して複雑な感情を持っていますから，養育者を非難しても子供にはなにも答えられないことがありま

[註2]　児童福祉法第25条（要保護児童発見者の通告義務）
[註3]　高齢者虐待の防止，高齢者の擁護者に対する支援等に関する法律

す．そのため，親子関係の情報収集には熟練した専門家が必要なことが多いです．看護師はまずは被害者の命を守るために怪我などの発生状況確認や身体的被害のケアを行いつつ，いたわりやねぎらいなどのかかわりをすることで「善意の大人」「信頼できる人間」の存在となることが一番大切ではないでしょうか．

2. 自殺未遂患者・自傷行為患者に寄り添うにはどうしたらよいのでしょう ─会話することが最大のケア─

　自殺未遂・自傷行為を起こした人にどう接したらよいのかという看護師の声をよく聴きます．自殺未遂・自傷行為を起こして救急搬送されてくる患者さんの行動の理由にはいろいろです．精神疾患がある場合には，①死ねという声がした，飛び降りろと声に命令されたなど，幻聴や妄想に支配された，②うつ病により死への欲動が高まった，が考えられますが，精神疾患がなくても，③その場の人間関係のなりゆき，特定の人へのあてつけなど反応性のもの，④パーソナリティ障害などで周囲の気を引くため，があります．②は精神疾患からくる自殺未遂ですが，③，④は自殺未遂というよりは自傷行為と呼ぶことになるでしょう．

　いずれであっても精神疾患についての診断と判断が必要で，それは精神科医の仕事です．看護師は①から④のどのような場合にも患者さんの近くにいて，患者さんとのかかわりを持つことになります．

　一般的に看護師は，自殺未遂・自傷行為患者さんに対して，「そっとしておいてあげよう」「刺激しないようにしよう」，あるいは「なんと声をかけてよいかわからない」と考えて接触を避けることが多いかもしれません．これは看護師なりの気遣いです．患者さんになんらかの刺激を与えることで，再度自傷行為に走らせてはいけないという警戒感が一般病院のなかでは強いことが影響しているかもしれません．しかし，接触を避けるという行為は，患者さんとっては「避けられている」ことになり，避けられていることは当の患者さんにも伝わりますから，患者さんを孤独にします．それに，患者さんに対する看護師側の気遣いや意図・

配慮は，接触を避けているだけでは患者さんには伝わりません．

　①〜④のいずれの場合であっても，自殺行為・自傷行為を予防するための最大のケアは，会話，対話，コミュニケーションなのです．①，②の場合には第X章で述べた精神疾患患者さんとの対応の原則も参考にしてください．どのような場合にも，まずは言語的コミュニケーションつまり会話を続けることが最も重要なケアになります．人と人の細い蜘蛛の糸のようなつながりが，患者さんをこの世につなぎ止めることになるのです．

A.　患者さんを気にかけていることを，言葉で伝える

　自殺未遂・自傷行為は患者さんにとっても決して軽々しい行為ではありません．患者がこれほどの行為を実行するにはそれなりの事情があったわけですから，なにがあったのかを看護師が気にかける言葉かけをしてよいのです．ただし，会話では「どうして」「なぜ」と原因探索をする言葉かけよりも外在化が大切で，自殺未遂・自傷行為を起こしたことそのものを話題にしたらよいのです．

　このような声がけから会話を始めることで，看護師が患者さんを気にかけていることが伝わります．そのなかで，なにかきっかけがあったのかなど，心のうちを話すことにつながるかもしれません．

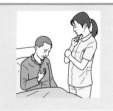

場面 35
自殺未遂をした患者さんとの会話

▌話し方の一例 〜会話を進めるために〜

（Ns.A）　死にたいと思っているのですか？

（Ns.B）　いつからそのような気持ちになっていたのですか？

| Ns.C | 今も死にたい気持ちがありますか？　あるとしたら，どうやって死のう，とかも考えていらっしゃるのですか？ |
| Ns.D | 死にたくなるような，なにかつらいことがおありだったのですか？ |

B. 死なないでほしいと伝える

　自殺行為・自傷行為を二度と起こしてほしくないという看護師の気持ちを伝えることは大切です．

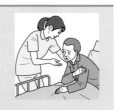

場面 36
自殺未遂をした患者さんに死なないでほしいと伝える

話し方の例① 〜会話を進めるために〜

Ns.A	とにかく死なないでくださいね．
Ns.B	死んでしまったら，私たちはなにもしてあげられません．死んでいただきたくないです．
Ns.C	ご自分を傷つけることはしないと，お約束してください．できますか？

　看護師が死なないでほしいと語りかけるのに対して，患者さんが「それはできない」「約束できない」と答えるのであれば，再燃の危険が高いので，精神科医などの専門家にすぐに連絡する必要があります．

話し方の例② 〜会話を進めるために〜

患者 もう（自殺行為を）しないと約束はできないよ．死にたい．

Ns.D そんなにまだおつらいのでしたら，キチンとお話を伺う専門家を呼びますね．

Ns.E まだ死にたいと思っていらっしゃるのですね．でもこの病院にいる間は，死なないでいただけませんか．

Ns.F 明日の○○時ころには専門の医師がまいりますから，そのときに今のお気持ちをよく相談なさってくださいませんか．

　看護師は，患者さんが再度自傷行為を起こすリスクを確認するためにも言葉をかけて確認したほうがよいです．死について話すことが死にたい気持ちを助長させることはめったにありません．むしろ患者さんにとって，周囲の人々が無関心のように見えることのほうが患者さんをより孤独にし，つらい気持ちを患者さん一人の心のなかに閉じ込めることになり，再燃のリスクが高まるかもしれないです．

C．裏表のない態度で，真剣に聞く

　看護師にとって，患者さんの死にたい気持ちは真には共感できないのではないでしょうか．だからこそ会話を続けますが，そのとき共感はしなくても，患者さんが死にたいほどつらいと言っている事実は受け止めてよいのです．死にたい気持ちがわからないのにわかったふりすることは不誠実ですし，不誠実は相手に伝わります．むしろ，裏表のない態度で正直に，死にたい気持ちがわからないので教えてほしいという無知のアプローチで接します．

　看護師の質問は，原因探索的に「どうして」「なぜ」を追求しがちですが，あくまでも会話で，患者さんの気持ちを聞く，教えてもらうという態度で臨むのです（第Ⅴ章参照）．

場面 37
自殺未遂をした患者さんの話を聞く

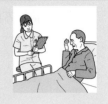

話し方の一例 ～会話を進めるために～

Ns.A 死にたいほどつらいということですね.

Ns.B 死にたい気持ちというのは, 私にはわからないのですが, どれほどつらいものなのでしょう. そのお気持ちについて, もう少しお話しくださいませんか.

Ns.C そんな気持ちでいらっしゃるとは, 思いませんでした. まだ私にはよくわからないので, もう少しお話していただいてもいいですか?

Ns.D 一人でいたい, というのはどういうことでしょうか.

　会話を続けることによって, 看護師が心理的に巻き込まれるのではないかという不安や, 時間がなくて他の仕事ができないことが心配, と感じたら, 無理せず話を中断してよいのです. 話を聞くふりをして, 内心は患者さんから離れたいと思うときは, 表と裏があることになり, それは患者さんに伝わり, 不信感になりますから, 裏表のない態度で臨むことが大切です. 話の切りあげ方は第Ⅱ章を参照してください.

　なお, 抑うつ状態の患者さんは, 第Ⅹ章第2項で述べたように, エネルギー枯渇状態のため会話でさらにエネルギーを消耗させることもありますから, 疲れさせないことも大事です. 一度に長い会話をするのではなく, 次の時間を約束するなどして, 看護師とのかかわりに継続性を持たせたり, 直接患者さんに「疲れませんか」と確認してもよいです. いずれにしても, 黙って看護師が行動するのではなく, 患者さんに, 必ず, 言葉で伝えるようにします.

D. 再燃予防のリスク判断を看護師だけで抱えない

　自傷行為再燃を予防することは大切ですが，患者さんの安全を担保するのに必要だからと，リスクのアセスメントを看護師がまず行うという考え方には賛成できません．チェックリストなどを使ってある程度リスクを考えてみることはできますが，精神疾患には無意識レベルの問題を扱う必要があり，これは専門家でなくてはできません．精神疾患の有無の確認や自傷行為再燃のリスク判定は，専門の精神科医が行う仕事です．この仕事を看護師だけが抱えることがないようにすべきです．

　会話は最大のケアですが，会話だけで自殺願望・自傷行為への欲動が解決・消失するわけではありません．しかし，看護師による患者さんとの会話によるかかわりは，精神科医その他専門職が介入したときの効果を上げるための大切な土壌になります．そして看護は，どんなときにも患者さんにとっての治療的・発達促進的環境の一部になるという機能が備わっています．心身ともにつらい人には人が寄り添うことが重要ですが，ただ黙ってそばにいるだけではなく，会話すること，言葉のキャッチボールをすることで，患者さんは，看護師が寄り添っていることを実感できるでしょう．看護師にとっても，寄り添うことによって患者さんが変化していくことが少しずつ見えてくることがあると思います．会話を続け，寄り添うことで，患者さんが少しずつパワーアップしていくことが実感できたら，看護師にとって大きな手ごたえになることでしょう．

文献

1) 外傷後ストレス関連障害に関する研究会，金　吉春（編）：トラウマ反応．心的トラウマの理解とケア，第2版，じほう，p.1-6, 2006.
2) 兵庫県こころのケアセンター（訳），アメリカ国立子どもトラウマティックストレス・ネットワーク，アメリカ国立PTSDセンター：はじめに—サイコロジカル・ファーストエイドを提供する人．「サイコロジカル・ファーストエイド実施の手引き第2版」日本語版（web版），p.1, 2009.
3) 岡田憲一朗：外傷性精神障害の分類．外傷後ストレス障害，岩崎学術出版社，p.65-67, 1995.
4) American Psychiatric Association（編）：心的外傷及びストレス院関連障害群，外傷後ストレス障害．DSM-V　精神疾患の分類と診断の手引き，高橋三郎ほか（監訳），医学書院，p.139-147, 1996.
5) Horowitz MJ: Intrusion and denial. Stress Response Syndromes, 4th Ed, Jason Aronson. Inc., p.9-34, 2001.

あとがき

　この本で私が大事にしたかったのは，看護師と患者さんの関係性について，看護師が抱える困難・問題をありのままに記述し，その対応のための考え方について記述してみるということでした．看護独自の視点を大切にして，それを看護師のみなさまにお伝えしたかったのです．

　私は 44 年間の看護師生活，そのなかでも特に後半の精神看護専門看護師としての職業生活のなかで，患者さんの問題解決のためのいろいろな本や国内・国外の論文を読みました．しかし，なぜか自分が体験していることとぴったりと合致する気がしませんでした．看護の臨床でのいろいろな新しい試みは，理論を臨床に活用するというよりは，理論をもって現実を解釈しようとすることが多かったように思います．それは一見学問的のように見えますが，現実を解決できただけでは患者さんの問題解決は進みません．そこに無理があったのではないでしょうか．また，英文で書かれたものからはいろいろな刺激を受けましたが，日本の文化や看護の現場には少し合わないこともあると思いました．

　私たちは目の前の患者さんの体験，そして患者さんに寄り添う私たちの体験をもっと大切にし，それを記述し，問題解決に適用できる理論はなにかを熟慮し，納得できる理論がなければ私たちで理論化するという，看護中心の態度をもっと貫いてもよかったのではないでしょうか．それが私たちの学問ではないのでしょうか．長年のそんななにか納得できない思いが，この本を書く力になりました．

　近年の医療，看護の進歩はめざましいものです．看護では専門看護師や認定看護師の活躍によって患者さんの生活向上の姿勢が鮮明になり，特定認定看護師はある範囲内での高度な医療行為を実践できるようになりました．これらの活動は看護の社会的評価を高めたことと思います．しかし，いかに看護の専門分化が進み，医療行為を代行することになったとしても，その底流には患者さんに寄り添う看護があり，それ

が患者さんの力を引き出すことになる，それが私たちの強みであることを忘れないようにしたいものです．

　日本の誇るべき精神医学者である土居健郎氏は，「看護には初めから精神療法的要素が色濃く含まれている」と語っています．看護にはそのような力が内在しているのです．看護師が，ジェネラリスト，スペシャリスト，管理者のどの立場であっても，また医療機関，地域，在宅などどのような場所で働いていても，患者さんに寄り添う看護の力を発揮していきたいものです．そのための第一歩はまず患者さんと会話することなのです．

　この本の内容にはご批判いただく点が多々あると思いますし，まだ不完全ですが，少なくとも私の持つ知識と体験には合致していますから，日本の看護の現実に合う論になっていると思います．ですから，看護師のみなさまが患者さんと自然に会話する助けに少しでもなればと願っています．自然な会話で患者さんに寄り添うことがあたりまえになったら，看護はさらに力を発揮できるようになると信じています．

　そして，将来，後輩の看護師のみなさまが，さらに考え方や技法を洗練させ，理論化してくださることを願ってやみません．そんな日が来るのを，とても楽しみにしています．

2023 年 10 月

　　　　　　　　　　　　　　　　　　　　　　　　　川名典子

索　引

著者紹介

川名　典子
（かわな　のりこ）

略歴

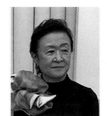

1976 年	聖路加看護大学衛生看護学部卒業
1987 年	聖路加看護大学大学院看護学研究科修了
1989〜1990 年	米国カリフォルニア大学サンフランシスコ校留学
2004 年	東京大学大学院医学系研究科後期博士課程修了
1976〜2008 年	聖路加国際病院勤務 （1993 年より同病院リエゾン精神看護師）
2008〜2020 年	杏林大学医学部付属病院勤務 （リエゾン精神看護師）
2004〜2011 年	聖路加看護大学精神看護学臨床教授
2013〜2022 年	杏林大学大学院保健学研究科客員教授

専門領域

リエゾン精神看護，がん患者の精神看護，被害者の精神看護

資格

1976 年	保健婦，助産婦，看護婦各免許取得
1987 年	看護学修士
2005 年	保健学博士
1996〜2022 年	日本看護協会認定　精神看護専門看護師

著作

川名典子：がん患者のメンタルケア，南江堂，2014

論文

1. 川名典子：看護師からみた患者の了解不能性の分析．看護研究 23（3）：305-316，1990
2. 川名典子：身体化障害患者の治癒過程と対人環境としての看護師―精神力動的患者理解と看護．精神分析研究 42（4）：87-89，1998
3. Noriko Kawana：Pycho-Physioligical Effect of the Terrorist Sarin Attack on the Tokyo Subway System, Miritary Medeicine, 166, September 23, 2001
4. 川名典子：がん患者のためのサポートグループ．臨床精神医学 33（5）：655-660，2004
5. 川名典子：地下鉄サリン事件被害者にみられる心的外傷後の慢性被害者後遺症症状，（博士論文），2005
6. 川名典子：サイコセラピューティックな看護を援助する―リエゾン精神看護．精神療法 51（4）：90-99，2005
7. Noriko Kawana, et al：Cronic Posttraumatic Stress Synptoms in Victims of Tokyo Subway Sarin Gas Attack. Traumatology 11（2）：87-102, 2005
8. 中村めぐみ，紺井利和，川名典子：がんサバイバーのためのサポートグループの効果―情緒状態の経時的変化より．がん看護 16（4）：525-531，2011

その他，教科書，論説等多数．

看護の力，会話の力 ― 寄り添うコミュニケーションの考え方と実践

2023 年 12 月 10 日　発行	著　者　川名典子
	発行者　小立健太
	発行所　株式会社 南 江 堂
	〒113-8410　東京都文京区本郷三丁目 42 番 6 号
	☎(出版)03-3811-7189　(営業)03-3811-7239
	ホームページ https://www.nankodo.co.jp/
	印刷・製本 シナノ書籍印刷
	装丁 渡邊真介，イラスト 田添公基

The Power of Nursing, The Power of Conversation
© Nankodo Co., Ltd., 2023